老龄健康医养结合
远程协同医疗服务实践

主　编　郭媛媛　林子晶

副主编　芦　曦　田　慧　曹明明　韩礼欧

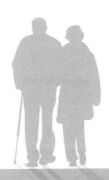

人民卫生出版社
·北京·

图书在版编目（CIP）数据

老龄健康医养结合远程协同医疗服务实践 / 郭媛媛，林子晶主编 . —北京：人民卫生出版社，2023.4

ISBN 978-7-117-34698-6

Ⅰ. ①老… Ⅱ. ①郭…②林… Ⅲ. ①远程医学－医疗卫生服务－应用－养老－社会服务－研究－中国 Ⅳ. ①D669.6

中国国家版本馆 CIP 数据核字（2023）第 057162 号

人卫智网	www.ipmph.com	医学教育、学术、考试、健康，购书智慧智能综合服务平台
人卫官网	www.pmph.com	人卫官方资讯发布平台

老龄健康医养结合远程协同医疗服务实践

Laoling Jiankang Yiyang Jiehe Yuancheng Xietong Yiliao Fuwu Shijian

主　　编：郭媛媛　林子晶
出版发行：人民卫生出版社（中继线 010-59780011）
地　　址：北京市朝阳区潘家园南里 19 号
邮　　编：100021
E - mail：pmph @ pmph.com
购书热线：010-59787592　010-59787584　010-65264830
印　　刷：三河市潮河印业有限公司
经　　销：新华书店
开　　本：710×1000　1/16　印张：11
字　　数：203 千字
版　　次：2023 年 4 月第 1 版
印　　次：2023 年 5 月第 1 次印刷
标准书号：ISBN 978-7-117-34698-6
定　　价：60.00 元

打击盗版举报电话：**010-59787491**　**E-mail：WQ @ pmph.com**
质量问题联系电话：**010-59787234**　**E-mail：zhiliang @ pmph.com**
数字融合服务电话：**4001118166**　**E-mail：zengzhi @ pmph.com**

编 者

（按姓氏笔画排序）

马瑞金（哈尔滨医科大学附属第一医院肿瘤科）

王　琦（哈尔滨医科大学附属第一医院肾内科）

王　鹏（哈尔滨医科大学附属肿瘤医院肝胆胰外科）

田　慧（哈尔滨医科大学附属第一医院全科医学）

包娜娜（哈尔滨医科大学附属第一医院肾内科）

朱晓丹（哈尔滨医科大学附属第一医院内分泌科）

刘铁镌（哈尔滨医科大学附属第一医院针灸科）

许姝婷（哈尔滨医科大学附属第一医院老年病科）

孙雨萌（哈尔滨医科大学附属第一医院心内科）

孙鸿雪（哈尔滨医科大学附属第一医院神经内科）

芦　曦（哈尔滨医科大学附属第一医院消化内科）

苏文亭（清华大学医院内科）

李　娜（哈尔滨医科大学附属第六医院中医科）

邱　辉（哈尔滨医科大学附属第一医院内分泌科）

邹茹欣（哈尔滨医科大学附属第一医院CT室）

张卓然（哈尔滨医科大学附属第四医院药学部）

张春凤（哈尔滨医科大学附属第一医院内分泌科）

陈　瑞（无锡市第二人民医院骨科）

陈慧楠（哈尔滨医科大学附属第一医院神经内科）

林子晶（哈尔滨医科大学附属第一医院内分泌科）

姜丽丝（哈尔滨医科大学附属第一医院心功能室）

党　慧（哈尔滨医科大学附属第一医院呼吸内科）

郭媛媛（哈尔滨医科大学附属第一医院老年病科）

编　者

曹明明（哈尔滨医科大学附属第一医院内分泌科）

崔延泽（哈尔滨医科大学附属第一医院科研科）

崔丽娟（哈尔滨医科大学附属第一医院护理部）

梁　宵（哈尔滨医科大学附属第一医院心内科）

韩礼欧（哈尔滨医科大学附属第一医院甲状腺外科）

温荔媛（哈尔滨医科大学附属第一医院心内科）

序

　　人民健康是民族昌盛和国家富强的重要标志。随着老龄社会的逐步形成,老龄健康成为现今社会的重大议题。我国是世界上老年人口最多的国家,我国老年人整体健康状况不容乐观,近1.8亿老年人患有慢性病,患有一种及以上慢性病的比例高达75%。失能、部分失能老年人约4 000万。因此,开展老年健康促进行动、大力发展医养结合的新型养老模式对于提高老年人健康水平、改善老年人生活质量、实现健康老龄化具有重大的意义。

　　2019年6月,国务院印发了《关于实施健康中国行动的意见》,其中行动目标之一就是到2022年和2030年,二级以上综合医院设老年医学科比例分别达到50%和90%以上;养老机构以不同形式为入住老年人提供医疗卫生服务比例、医疗机构为老年人提供挂号就医等便利服务比例分别达到100%;加强社区日间照料中心等社区养老机构建设,为居家养老提供依托;逐步建立支持家庭养老的政策体系,支持成年子女和老年父母共同生活,推动夯实居家社区养老服务基础。无论从政府层面还是百姓的需求,都对实行新型、灵活、符合我国国情的养老模式提出了迫切的要求。

　　在这样的时代背景下,医养结合养老模式的提出,可以提升我国健康养老服务的水平,是"健康中国战略"的最直接表现。医养结合将医疗资源和养老资源更好地整合从而更好地满足老年人的各项需求,已成为我国应对人口老龄化的战略抉择。2020年,国家卫生健康委组织开展老龄健康医养结合远程协同服务试点工作,通过建立跨越城市医疗体和县域医共体的协同网络,辐射医养结合机构,实现机构和社区居家养老老年人足不出户便可享受到远程医疗、慢性病管理、复诊送药、照护指导等服务。

  本书内容涵盖了老年常见的慢性疾病医养结合的远程协同管理内容,涉及多个系统包括心血管系统、神经系统、呼吸系统、泌尿系统、内分泌系统、骨科系统及中医中药对常见慢性疾病的管理和应用,旨在为医养结合机构、社区医院、综合医院提供包括健康宣教、慢性病的规范化诊疗及转诊等方面的系统知识;同时为卫生管理部门提供一些老年慢性病的远程管理思路及策略。

浙大城市学院法学院公共管理系

2022 年 10 月

前　言

随着社会经济发展和医疗服务水平不断提高,全世界范围内都面临人口老龄化的巨大挑战,有效应对人口老龄化是一个涉及政治、经济、社会、文化、人口、区域、生态和国际等多方面的战略体系,事关国家发展、社会稳定,《中共中央、国务院关于加强新时代老龄工作的意见》促进实施积极应对人口老龄化国家战略,加强新时代老龄工作,提升广大老年人的获得感、幸福感、安全感,推动老龄事业高质量发展,建设有中国特色积极应对人口老龄化的道路。

为更好地服务健康中国建设,各行各业不断创新发展,总结推广工作经验,探索建立"医、养、护、健"多元结合的养老服务模式。但在实践过程中医疗卫生与养老服务的衔接,医养结合服务的质量有待进一步提高,尤其老年人疾病与青壮年时期所患疾病特点不同,往往具有病程长、恢复慢、症状不典型等特点,因此,老年疾病的管理不仅仅靠医护人员,还要本人及其家属,以及社区服务人员等紧密配合早期干预,使疾病从治病转变为预防为主。而慢性疾病医养结合的远程协同是实现这一目标的必由之路。远程协同服务在物联网、大数据、人工智能等技术支持下,充分调动医疗卫生资源,提高医疗服务质量,服务内容上更是由"医疗"向"保健"拓展。

本书先从社会和政策背景下,概括梳理了医养结合远程协同服务发展的必要性和必然性,然后从专科医生的角度推荐老年疾病远程协同服务需要收集的数据和频率,推广监护设备和技术,推荐患者病情评估及转诊标准,并且注重疾病防治以及康复教育,一切以人为本,全程有效协同老年人的慢性病管理和长期随访,从而更好地服务广大老年患者,助力"健康老龄化,积极老龄化"战略的实施,促进健康事业发展和人民健康水平提升。

由于编者学识和水平有限,本书难免有疏漏不足之处,恳请得到业内专家学者和广大读者的谅解和指正。

郭媛媛　林子晶

2022 年 10 月

目　录

第一章
老龄化与健康

$\boxed{\mathsf{Q}}$

据 2021 年 10 月 15 日国家卫生健康委老龄健康司发布的《2020 年度国家老龄事业发展公报》指出,截至 2020 年 11 月 1 日零时,我国 60 周岁及以上老年人口占总人口的 18.70%,65 周岁及以上老年人口占总人口的 13.50%,老年人口规模庞大,老龄化进程明显加快,老年人口素质不断提高。因此,老年人对于身心健康的关注也不断提高,但由于老龄化水平城乡差异明显,对于养老服务体系的完善也提出了更高的要求。

第一节　人口老龄化现状

一、人口老龄化挑战

在 20 世纪 80 年代后期,为了应对世界人口老龄化的发展,世界卫生组织(World Health Organization,WHO)提出了健康老龄化的概念。从生命全过程的角度来看,自生命早期开始,就应对所有影响健康的因素进行综合、系统的干预,营造有利于老年健康的社会支持和生活环境,以延长健康预期寿命,维护老年人的健康功能,提高老年人的健康水平。根据国际通行定义,所谓的健康老龄化是指个人在进入老年期时在躯体、心理、智力、社会、经济等五个方面的功能仍能保持良好状态。老年个体的生理、心理健康以及良好的社会适应能力,还包括整体老年人群的健康,主要是延长健康的预期寿命,与社会整体相协调,人文环境的健康,社会氛围良好,有序及持续的发展,并且符合持续发展的规律。

2015 年,世界卫生组织发布了《关于老龄化与健康的全球报告》,指出健康老龄化强调行动能力和社会功能上的健康,是发展和维护老年健康生活所需要的功能发挥的过程。其中功能发挥是指个体能够按照自身观念和偏好来生活和行动的相关因素，包括行动力、建立维持人际关系、满足基本需求、学习、发展和决策、贡献等。相比过去健康老龄化强调个体健康状态的维持，将年龄友好和反对年龄歧视等宏观的环境要素也纳入其中，使健康老龄化的政策框架扩大为更加综合性的整体战略。

二、我国老龄化现状与趋势

我国已经正式进入人口老龄化社会，社会压力巨大，社会劳动人口比例下降，而老年人由于生理功能减退，行为能力减退，社会认同感下降，家庭结构改变，多病共存等因素，使老年人生活质量全面下降，因此健康与长寿似乎彼此矛盾，如何将二者共同促进成为目前的热门话题。WTO 在第二届世界老龄大会上公布了《积极老龄化：政策框架》，提出在"健康"维度的基础上增加了"保障"与"参与"两个新维度，并将其发展为"积极老龄化"的战略框架。在这一战略的指导下，各国着力于养老保障覆盖范围的扩大与老年人社会参与水平的提升等。在一系列措施执行后，至今取得了一系列令人瞩目的成绩。然而，随着人口老龄化进程不断地加快，要实现积极老龄化的目标，更好地应对老龄化的新挑战，需要重新回到"健康"视角。

以健康老龄化来弥补现有政策的不足，这正在逐渐成为新的国际共识。而从健康老龄化被引入国内开始，它就开启了本土化的步伐。1994 年年底，在我国首次召开的健康老龄化研讨会上，与会嘉宾一致认为，实践健康老龄化必须结合我国具体国情，因此突出"中国特色"是必由之路。而我国具体国情则可以概括为诸如老年人口规模大、未富先老、医疗卫生的重点转向慢性病和非传染性疾病等主要特点。还有学者指出，与发达国家相比，特殊的人口老龄化形势要求中国必须走自己的路。这种特殊性表现为三个方面：一是人口老龄化在短时间内快速发展，而我国的社会经济发展水平较为落后，因此负面影响可能十分严重；二是从历时性上看，中国人口老龄化的发展是不平衡的，在某些阶段有爆发性；三是从共识性上看，我国人口老龄化在地区间的发展极不平衡。

作为世界上最大的发展中国家，上述人口老龄化的新基本国情决定了中国的健康老龄化战略必须建立在总结自身经验的基础上。同时，适用于中国经验的本土化健康老龄化方案也将对全球健康老龄化的进程发挥更加积极的作用。一方面，健康老龄化中国方案体现了作为发展中国家人口大国的责任担当。从某种程度上说，健康老龄化战略脱胎于率先进入老龄化社会阶段的发达国家，继而逐步发展为囊括发展中国家在内的全球性战略框架。而中国不仅拥有着世界上规模最大的老年人口，也是最大的发展中国家，因此健康老龄化中国方案无疑将为发展中国家，乃至于为发达国家的健康老龄化提供宝贵的经验和智慧。另一方面,健康老龄化中国方案有利于中国话语的建构和完善。改革开放以来,我国在社会经济发展上取得了巨大成就。但与"硬实力"的迅速提升相比,作为"软实力"的中国话语仍然十分薄弱。伴随着我国国际地位的提升,全球治理的新格局迫切要求中国发挥更多的引领责任,而这既是提升中国软实力的历史机遇,同时也为全球的健康老龄化提供标杆和示范。

(郭媛媛　田　慧)

第二节　老龄健康服务需求

一、从健康老龄化到积极老龄化

老龄化是全生命周期中的一部分,随着社会经济的发展、科技的进步,人们不仅仅追求延长生命,更加希望于提高生活质量,换句话说,除了强调老年人健康的修复、疾病治疗,更重视疾病防控以及健康的促进。生命的尊严,身心的健康逐渐成为大众认可的健康观念。

2018 年 8 月,在全国卫生与健康大会上,习近平总书记指出:"要倡导健康文明的生活方式,树立大卫生、大健康的观念,把以治病为中心转变为以人民健康为中心,建立健全健康教育体系,提升全民健康素养,推动全民健身和全民健康深度融合。"2021 年 10 月 13 日,习近平总书记再次对老龄工作作出重要指示:各级党委和政府要高度重视并切实做好老龄工作,贯彻落实积极应对人口老龄化国家战略,把积极老龄观、健康老龄化理念融入经济社会发展全过程,加大制度创新、政策供给、财政投入力度,健全完善老龄工作体系,强化基层力量配备,加快健全社会保障体系、养老服务体系、健康支撑体系。10 月14 日全国老龄工作会议上,时任总理李克强作出重要批示:老龄工作事关亿万老年人、家庭福祉和国家发展全局。近年来,在各地区各部门共同努力下,老龄事业发展取得显著成效。要坚持以习近平新时代中国特色社会主义思想为指导,认真贯彻党中央、国务院决策部署,实施积极应对人口老龄化国家战略,聚焦广大老年人在社会保障、养老、医疗等民生问题上的"急难愁盼",深化相关改革,健全老龄工作政策、制度和工作机制,推动老龄事业和产业高质量发展,积极发展社区养老,更好发挥社会力量作用,满足老年人多层次、多样化需求。加强老年病预防和早期干预,构建失能老年人照护体系。各级政府要认真履职,尽力而为、量力而行,注重改善老年人居住生活环境,丰富老年人精神文化生活,维护老年人尊严和权益,营造养老孝老敬老社会氛围,不断提升广大老年人的获得感、幸福感、安全感。这标志着"积极老龄观"和"健康老龄化",成为新时代老龄工作的重要标识。

积极老龄化首先要树立积极老龄观、科学老龄观,正确看待老龄化现象,面对老龄化挑战,创造老龄社会价值。老龄化是当国家经济社会发展到一定阶段所必然出现的客观趋势,某种程度上也是经济发展、社会进步的标志。伴随人口老龄化所必然产生各种各样的挑战,积极有效地应对这些挑战,主动强调关口前移、化解风险、预防病残。借鉴其他老龄化国家已经获得的宝贵经验和教训,积极挖掘自身制度上和文化上的优势,强调老年人群多方面的价值,例如:文化传承和社会稳定的贡献,不仅可以活到老、学到老,还可以干到老,更加有利于老年人需求感、满足感和幸福感。

二、以需求为导向的老年健康服务

在目前老龄化背景下,我国老年健康服务体系迅速发展,各类健康服务组织层出不穷,但同老年人的各种需求之间还有非常大的差距。老年健康服务的主要问题为供给需求的不平衡,而这属于结构性失衡,其根源在于未能充分考虑社会经济环境下,老年人群体的特殊性,如疾病谱,老年人生活方式变化等,因此在制度设计和服务项目的安排上,健康服务不能有效转化。因此,需要积极调整服务方向,强调建立以需求为导向的老年健康服务,自下而上的动态调节机制和科学决策,使供需体系达到动态平衡,有效提升老年健康服务效果,提高老年人健康水平和生活质量。

对于老年群体来说,身体状况的不同处于不同阶段,如失能、重症、慢性病、健康等。不同阶段其对于健康的需求以及期望均有所不同,在医疗、康复保健、健康教育、娱乐等方面,不同群体对健康需求并不完全相同,同一群体老年人也可能需要多项健康服务,不同群体需求之间又相互交叉重叠。失能老年人是需要长期照护;重症老年人为最基本需求,即不太痛苦地活着;大部分老年人处于慢性病管理、改变不良生活方式、防治并发症,提高生存质量阶段;健康老年人与慢性病老年人在健康需求方面几乎重叠,主要需要健康教育、健康咨询和体格检查等,通过坚持未病先防理念,增强老年人健康意识。

老年健康服务供给需求是动态变化的,保持动态平衡是开展老年健康服务的核心,当供给能够基本满足需求时,老年健康水平和生命质量较高,将具有良好的社会效应。而实际工作中,常常不能满足老年健康需求,有时是服务供给能力不足,有时是由结构性供给不足造成的。因此,根据老年健康需求不同,动态调整,促使老年健康服务供给需求不断从一个平衡调整为下一个平衡状态,从而适应不断变化,老年人健康水平和生活质量逐步提高。

(田 慧 崔延泽)

第三节 构建老龄健康服务体系

一、老龄健康服务体系目标

国务院印发的《"十四五"国家老龄事业发展和养老服务体系规划》(以下简称《规划》)围绕推动老龄事业和产业协同发展、推动养老服务体系高质量发展,明确了"十四五"时期的总体要求、主要目标和工作任务。明确指出:养老服务供给不断扩大,老年健康支撑体系更加健全,为老服务多业态创新融合发展,要素保障能力持续增强,社会环境更加适老宜居;并明确了养老服务床位总量、养老机构护理型床位占比等9个主要指标,推动全社会积极应对人口老龄化格局初步形成,老年人获得感、幸福感、安全感显著提升。

《规划》强调,实施积极应对人口老龄化国家战略,以加快完善社会保障、养老服务、健康支撑体系为重点,把积极老龄观、健康老龄化理念融入经济社会发展全过程,尽力而为、量力而行,深化改革、综合施策,加大制度创新、政策供给、财政投入力度,在老有所养、老有所医、老有所为、老有所学、老有所乐上不断取得新进展,让老年人共享改革发展成果、安享幸福晚年。明确促进健康老龄化的指导思想、基本原则和发展目标。明确到2025年,老年健康服务资源配置更加合理,综合连续、覆盖城乡的老年健康服务体系基本建立,老年健康保障制度更加健全,老年人健康生活的社会环境更加友善,老年人健康需求得到更好满足,老年人健康水平不断提升,健康预期寿命不断延长。

二、老龄健康服务体系任务

《规划》提出九项任务,一是强化健康教育,提高老年人主动健康能力;二是完善身心健康并重的预防保健服务体系;三是以连续性服务为重点,提升老年医疗服务水平;四是健全居家、社区、机构相协调的失能老年人照护服务体系;五是深入推进医养结合发展;六是发展中医药老年健康服务;七是加强老年健康服务机构建设;八是提升老年健康服务能力;九是促进健康老龄化的科技和产业发展。通过以上九方面,织牢社会保障和兜底性养老服务网,健全基本养老保险和基本医疗保险体系,稳步建立长期护理保险制度,完善社会救助和社会福利制度;建立基本养老服务清单制度,建立老年人能力综合评估制度;强化公办养老机构兜底保障作用,加快补齐农村养老服务短板。扩大普惠型养老服务覆盖面,强化居家社区养老服务能力,完善老年健康支撑体系,大力发展银发经济,践行积极老龄观,营造老年友好型社会环境,增强发展要素支撑体系,维护老年人合法权益。

老年人口多元化的需求特征,围绕着老年人群体功能发挥提供综合性的有效健康服务,以内在能力的提升作为工作重心,改善信息收集系统,实时跟踪内在能力相关数据,转变片段式诊疗模式,为老年人群体提供连续性、综合性的健康评估。全面开展医养结合以医助养,大势所趋,势在必行。

国家卫健委支持鼓励有条件的医疗卫生机构,特别是基层的医疗卫生机构开展养老服务,增设养老床位,从而建立将老年人口的医疗和养老有效结合的"医养结合"养老模式,最大限度地利用当前社会资源。其中,医疗服务主要包含了健康咨询、检查、大病诊治以及后期康复护理等内容,养老服务主要包含日常生活起居的照料、心理疏导以及文化娱乐活动等。"医养结合"并不是医疗资源和养老资源简单的整合,而是在主要配套机制合理运行的基础上达到的医疗资源和养老资源高度融合状态。其主要特点表现为:老年人在享受养老的基本生活照料的同时,满足老年人多层次精神追求和医疗护理服务的需求;医疗机构和养老机构相互合作,医中有养,养中有医;多种服务需求衔接渠道通畅,提供连续性服务。

三、老龄健康服务体系建设问题与对策

健康老龄化中国方案的提出,我们根据实事求是的原则,在借鉴国际共识和总结自身经验教训的基础上,独立自主地部署好健康老龄化战略的客观要求,同时也是走中国特色健康老龄化道路的必然选择。同时,它符合应对人口老龄化挑战方面,世界对于中国本土化的制度方案和经验教训的迫切需要,同时也是中国承担应有的大国责任的体现和提升中国话语影响力的重要机遇。伴随着人口老龄化的进程,慢性病高发导致失能、失智老年人群体规模的扩大,再加上传统家庭养老模式的思维,我国较早地进入了长期照护需求激增且家庭照护功能弱化的时期。在上述背景下,长期照护制度的政策实践严重滞后于实际的社会需求,也制约着健康老龄化战略的实现。缺乏长期照护制度的专项规划和立法,政策实践仍然停留在制度试点阶段。照护服务体系的建构缺乏整合,服务市场呈现碎片化特征。商业性长期护理保险项目的发展速度极为缓慢。

《规划》也进一步指出了健全社会保障制度。①完善基本养老保险和基本医疗保险体系。不断扩大基本养老保险覆盖面。尽快实现企业职工基本养老保险全国统筹。实施渐进式延迟法定退休年龄。落实基本养老金合理调整机制,适时适度调整城乡居民基础养老金标准。完善基本医保政策,逐步实现门诊费用跨省直接结算,扩大老年人慢性病用药报销范围,将更多慢性病用药纳入集中带量采购,降低老年人用药负担。稳步建立长期护理保险制度。适应我国经济社会发展水平和老龄化发展趋势,构建长期护理保险制度政策框

架,协同促进长期照护服务体系建设。②完善社会救助和社会福利制度。为经济困难的老年人提供养老服务补贴,为经济困难的失能老年人提供护理补贴,并建立补贴标准动态调整机制。推动地方探索通过政府购买服务等方式为经济困难的失能老年人等提供必要的访视、照料服务。

建立老年人能力综合评估制度。统筹现有的老年人能力、健康、残疾、照护等相关评估制度,通过政府购买服务等方式,统一开展老年人能力综合评估,推动评估结果全国范围内互认、各部门按需使用,作为接受养老服务等的依据。研究制定可满足老年人能力综合评估需要的国家标准,提供统一、规范和可操作的评估工具。推动培育一批综合评估机构,加强能力建设和规范管理,针对不同老年人群体分类提供服务。

坚持公办养老机构公益属性。各地要根据特困老年人规模确定公办养老机构床位总量下限,做好规划建设和保运转等工作。在满足有意愿的特困老年人集中供养需求的前提下,公办养老机构重点为经济困难的空巢、留守、失能、残疾、高龄老年人以及计划生育特殊家庭老年人等(以下统称"特殊困难老年人")提供服务。建立公办养老机构入驻评估管理制度,明确老年人入住条件和排序原则。引导公建民营、民办公助等养老机构优先接收特殊困难老年人、作出特殊贡献的老年人。鼓励地方探索解决无监护人老年人入住养老机构难的问题。提升公办养老机构服务水平。加大现有公办养老机构改造力度,提升失能老年人照护能力,增设失智老年人照护专区,在满足政策保障对象入住需求的基础上优先安排失能老年人入住。

加快补齐农村养老服务短板。①通过支持县级养老服务机构建设改造、将具备条件的乡镇级特困人员供养服务设施(敬老院)改扩建为区域养老服务中心、综合利用残疾人托养服务设施等方式,因地制宜实现农村有意愿的特困老年人集中供养。②建设普惠养老服务网络。发展社区养老服务机构,支持建设专业化养老机构,支持社会力量建设专业化、规模化、医养结合能力突出的养老机构,推动其在长期照护服务标准规范完善、专业人才培养储备、信息化智能化管理服务、康复辅助器具推广应用等方面发挥示范引领作用。③支持养老机构针对失智老年人的特殊需求,提供专业照护服务。引导养老机构立足自身定位,合理延伸服务范围,依法依规开展医疗卫生服务,为老年人提供一体化的健康和养老服务。

支持普惠养老服务发展。①完善社区养老服务设施配套。支持在社区综合服务设施开辟空间用于养老服务。支持养老机构利用配套设施提供社区养老服务,鼓励地方探索对相邻居住区的配套养老服务设施进行资源整合、统筹利用,统一管理运营。②充分调动社会力量参与积极性。综合运用规划、土地、住房、财政、投资、融资、人才等支持政策,引导各类主体提供普惠养老服务,扩大供给,提高质量,提升可持续发展能力。③强化居家社区养老服务能力,构建城乡老年助餐服务体系,开展助浴助洁和巡访关爱服务,提高老年人生活服务可及性。④完善老年健康支撑体系,完善健康教育和健康管理。开发老年健康教育科普教材,通过老年健康宣传周等多种活动,利用多种传播媒介普及健康知识和健康生活方式,提高老年人健康素养。⑤实施老年健康促进工程。加强老年人群重点慢性病的早期筛查、干预及分类指导,开展老年口腔健康、老年营养改善、老年阿尔茨海默病防治和心理关爱行动。发展老年医疗、康复护理和安宁疗护服务。⑥丰富医养结合服务模式。鼓励大型或主要接收失能老年人的养老机构内部设置医疗卫生机构,将养老机构内设医疗卫生机构纳入医联体管理。增加医养结合服务供给。⑦实施社区医养结合能力提升行动。积极开展基本公共卫生服务老年健康与医养结合服务项目,提升医养结合服务质量,健全医养结合标准规范体系,推动医疗卫生、养老服务数据共享,完善医养结合信息管理系统。推进"互联网+医疗健康""互联网+护理服务""互联网+康复服务",发展面向居家、社区和机构的智慧医养结合服务。大力发展银发经济,促进老年用品科技化、智能化升级,有序发展老年人普惠金融服务。⑧践行积极老龄观,创新发展老年教育,鼓励老年人继续发挥作用,丰富老年人文体休闲生活。营造老年友好型社会环境,增强发展要素支撑体系,强化财政资金和金融保障,加强人才队伍建设。维护老年人合法权益,落实保障。

(郭媛媛　田　慧　崔延泽)

第二章

医养结合与健康养老

第一节 "医养结合"养老服务体系概述

一、养老模式概念

养老模式是指一个社会对老年人晚年生活的经济水平、养老环境、生活方式的服务提供和制度选择。传统的三种基本养老模式是居家养老、机构养老和社区养老,其中居家养老是我国目前最为广泛的养老模式,但随着社会和经济的发展以及文化水平的提高,促使老年人主动寻求更高水平的养老服务模式,多元化、多样化的新型养老模式亟待催发,其中"医养结合"是具有中国特色的"老年长期照护"养老模式,是在近年来国际社会所倡导的"持续照顾"养老服务理念影响下产生的。这种持续照护不仅仅是满足基本生活需求,还应该增加包括医疗护理、精神慰藉、娱乐文化以及临终关怀等一体化服务。

二、医养结合新型养老模式概述

"医养结合"养老服务模式是将医疗卫生资源和养老服务资源相互融合,实现社会资源利用的最大化。其最大特征是医养结合着眼于老年人整个生命周期,把老年人健康医疗服务放在首要位置,为高龄、患病、失能老年人提供医疗照护和日常生活照料,在一个固定机构享受"一站式服务",满足多种养老需求和多重护理保障。

1. **服务主体** 即"医养结合"服务的提供者。不同于传统养老模式具有明确的责任主体,医养结合模式没有明确的责任主体,因其可以与任何养老模式结合,以不同形式实现医养结合的服务供给,在不同的养老模式有不同的责任主体,因此其责任主体是多元的。

2. 服务客体 即"医养结合"服务需求对象。"医养结合"养老服务对象包括居家、社区及机构中的全体老年人,但重点面向生活能力不足的老年人。

3. 服务内容 即"医养结合"的服务项目。"医养结合"服务不仅仅提供日常生活照料、精神慰藉和社会参与,更为重要的是提供预防、保健、治疗、康复、护理和临终关怀等方面的健康服务。因此,"医养结合"服务内容不仅是提供医疗护理服务,更应注重预防和健康管理减少老年人进入失能和患病的发生率。

4. 服务方式 目前国内比较常见的运行模式有五种,包括并设模式、增设模式、协议服务、医养结合进社区和家庭、候鸟式医养结合。

5. 管理机制 即对"医养结合"养老模式的管理及相关政策制度。具体包括"医养结合"服务的准入机制、管辖部门、管理方式、扶持政策的制定与落实等。政府发挥主导作用,根据各地老龄化现状,因地制宜,建立完善的法律法规及促发展的扶持政策,鼓励全社会广泛支持和参与。

作为一个新型养老服务业态模式,"医养结合"具有以下特点:一是从保障目标来看,与传统养老模式一样,医养结合旨在为老年人提供健康有保障的晚年生活,使老年人安度晚年;二是从保障对象来看,面向的全体老年人,尤其是对处于大病康复期、有慢性病、易复发病患者、失能或半失能老年人;三是从参与主体来看,传统养老机构与医疗机构有机融合,旨在通过多元化的参与主体,包括设有老年科的医疗机构、养老院、护理院、政府、企业等;四是从服务内容来看,以养老服务为基础,引入现代医疗技术,能够提供更加专业、便捷的养老服务,满足老年人群体多层次、多样化需求;五是从人性化角度来看,充分考虑了老年人的医疗和养老全面需求,为老年人提供集养老服务与健康管理于一体的服务网络。

三、医养结合是我国健康养老的重要举措

2015 年,国务院办公厅转发的《关于推进医疗卫生与养老服务相结合的指导意见》指出,我国是世界上老年人口最多的国家,老龄化速度较快。失能、部分失能老年人口大幅增加,老年人的医疗卫生服务需求和生活照料需求叠加的趋势越来越显著,健康养老服务需求日益强劲,目前有限的医疗卫生和养老服务资源以及彼此相对独立的服务体系远远不能满足老年人的需要,迫切需要为老年人提供医疗卫生与养老相结合的服务。医疗卫生与养老服务相结合,是社会各界普遍关注的重大民生问题,是积极应对人口老龄化的长久之计,是我国经济发展新常态下重要的经济增长点。加快推进医疗卫生与养老服务相结合,有利于满足人民群众日益增长的多层次、多样化健康养老服务需求,有利于扩大内需、拉动消费、增加就业,有利于推动经济持续健康发展和社会和谐稳定,

对稳增长、促改革、调结构、惠民生和全面建成小康社会具有重要意义。

数据显示,我国 60 岁以上老年人慢性病患病率是全部人口的 3.2 倍,老年人消耗的医疗费是全部人口平均消耗卫生资源的 1.9 倍。慢性病以医院治疗为主,导致费用支出高、医疗保险资金压力大。"医养结合"养老服务对象并非单指"需要中长期专业医疗服务的生活不能自理的老年人",而应该是全体老年人;"医养结合"养老服务的内容也并非指在老年人已经失能或半失能之际提供医疗服务,而是提前介入,加强对老年人慢性病的预防,尤其要预防对老年人日常生活影响较大的慢性病,这远比疾病治疗更有意义,也能够更好地利用医疗资源。随着人口老龄化与医疗卫生服务需求的不断增长,医养结合这种新型养老服务必将成为刚性需求。

（林子晶　芦　曦）

第二节　"医养结合"基本内涵

医养结合是指将医疗资源与养老资源相融合,两者共存,充分发挥两者结合的最大效应。医养结合是在大健康视角下的健康与养老服务供给过程,与传统的医养分离的养老体系不同,医养结合视角下的养老服务是医学指导和参与下的新型养老服务模式。医务工作者和养老机构为老年人的生活照料、预防保健、健康管理、疾病护理康复等提供专业的支撑,从而减少老年人的疾病风险,保证其生理、心理、社会适应的全面健康。

一、"医""养"服务内容

2019 年,国家卫健委发布了《医养结合机构服务指南(试行)》(以下简称《指南》),并在《指南》中指出,医养结合机构应该提供的服务项目包括但不限于:基本服务、护理服务、心理精神支持服务;可根据设立医疗机构的类型与资质有所侧重地提供的其他服务,如设立综合医院、中医医院的医养结合机构应当提供老年人常见病、多发病中西医诊疗、定期巡诊、危重症转诊、急诊救护等服务,设立安宁疗护中心的医养结合机构应当提供安宁疗护服务。具体服务内容分述如下:

1. **基本服务**　生活照料服务、膳食服务、清洁卫生服务、洗涤服务和文化娱乐服务等。

2. **医疗服务**　包括定期巡诊、老年人常见病、多发病诊疗、急诊救护服务、危重症转诊服务、安宁疗护服务、健康管理服务、健康教育和健康知识普及服务等内容(表 2-2-1)。

表 2-2-1 医养结合机构医疗服务的内容

服务项目	服务内容
定期巡诊	(1)医师定期到床头巡诊并做好记录 (2)巡诊过程中记录血压、心率等身体状况,及时发现病情变化 (3)巡诊过程中为有需要的老年人提供健康指导服务
老年常见病的诊疗	(1)详细询问老年人的病史,仔细地体格检查。进行必要的专科检查和辅助检查 (2)应评估老年人病情、个人史、过敏史、用药史、不良反应史 (3)给药前应仔细核对处方和药品,协助老年人用药,防止误服、漏服 (4)有条件的机构开展远程医疗服务 (5)参考已发布的临床路径和指南为老年人提供常见病、多发病诊疗服务
急诊救护	(1)有条件的机构应当安排医护人员 24 小时值班 (2)对于无能力处理的危重症,遵循就近转诊原则,呼叫 120 通知上级医院派救护车接老年人到医院抢救,并通知家属。在救护车到达之前,现场医护进行必要的处理措施
危重症转诊	(1)医养结合机构可与周边综合医院、中医医院等医疗机构建立合作关系,开设转诊绿色通道,确保及时、有效将危重患者转诊 (2)医养结合机构若在诊疗过程中出现无法解决的技术问题,应征得家属同意后,为患者提供及时、有效的转诊服务 (3)可安排专门的医护人员或者熟悉患者情况的医护人员跟随转诊或与转诊医院对接
安宁疗护	(1)医护人员为老年人提供疼痛及其他不适症状如恶心、呕吐、头晕等对症治疗、舒适照护、心理、精神及社会支持等人文关怀服务,应该参照《安宁疗护实践指南(试行)》内容执行 (2)医护人员为需要安宁疗护的老年人对症护理和治疗,药物治疗过程中注意观察药物疗效和不良反应 (3)为患者提供情绪反应和心理问题的社会支持,为患者提供死亡教育等心理支持和人文关怀服务。尊重患者的价值观和信仰,保护患者的隐私和权利
健康管理	(1)入住医养结合机构的老年人应全部建立健康档案,有条件的机构可建立电子健康档案,并及时更新健康档案内容。医养结合机构应建立老年人就诊、会诊、转诊等接受医疗服务的记录,并记录在健康档案中 (2)医养结合机构可自行提供或安排其他体检中心提供每年至少 1 次老年人体检服务,并根据老年人个体需求,提供个性化体检套餐服务 (3)针对老年人的健康状况以及老年人的个性化需求提供养生保健、疾病预防、营养、心理健康等健康服务

续表

服务项目	服务内容
健康教育	(1)内容包括但不限于合理膳食、控制体重、科学运动、心理咨询、改善睡眠、戒烟限酒、科学就医、合理用药等健康生活方式及可干预危险因素的健康教育 (2)在老年人公共活动区域设置健康教育宣传栏,并根据季节变化、疾病流行情况、老年人需求等及时更新 (3)定期举办老年人健康知识讲座,发放健康知识宣传单,引导老年人学习健康知识,掌握疾病预防的措施及必要的健康技能

3. **中医药服务** 为老年人提供中医健康状态辨识与评估、咨询指导、健康管理等服务,使用按摩、刮痧、拔罐、艾灸、熏洗等中医技术及以中医理论为指导的个性化起居养生、膳食调养、情志调养、传统体育运动等进行健康干预。

4. **护理服务** 专业的护理人员为老年人提供生活护理、用药指导、心理护理等。

5. **康复服务** 包括物理治疗、作业治疗两方面。

6. **辅助服务** 辅助服务内容包括但不限于:观察老年人日常生活情况变化、协助或指导老年人使用辅助器具、化验标本的收集送检、陪同老年人就医并协助老年人完成医疗护理辅助工作等。

7. **心理精神支持服务** 心理精神支持服务包括但不限于:环境适应、情绪疏导、心理支持、危机干预、情志调节等。

8. **失智老年人服务** 为有需求的失智老年人提供基本服务、医疗服务、中医药服务、护理服务、康复服务、辅助服务、心理精神支持服务等。

二、"医""养"相互关系

"医"指的是医疗卫生,"养"指的是养老服务,两者相互依存,资源共享,优势互补。对于"医"来讲,医养结合服务模式可以精准对接老年人的医疗需求,通过分级诊疗、双向转诊和医养结合机构的建设,可以有效缓解压床等过度消耗医疗资源的情况,将康复护理、慢性病管理、安宁疗护等内容下沉到下一级医疗卫生机构,提高医疗系统的运行效率。对于"养"来讲,医养结合服务体系可以提升养老机构对半失能、失能老年人的护理水平,得到上级医院医护人员的专业指导,建立双向转诊通道,极大地满足老年人医养康护服务需求,提高了整体的服务供给效率。医养结合养老模式集"医"和"养"于一体,对于多病甚至失能或半失能的老年人来讲,是十分理想的养老方式。

对于患有慢性疾病、有护理需要的老年人,具有共病风险高、自理能力受限等特征,对康复护理、慢性病管理、功能维持等需求较高,且已经渗透到老

13

年人的基本生活需求之中,这就导致了"医"与"养"具有天然的联系。医养结合不是将医疗和养老简单地做加法,也绝不是在医疗机构建立养老床位,或者在养老机构设立门诊开发这么简单,两者是内容的融合,而不是形式上的融合。同时,"医"与"养"的融合还需要在医疗、护理、养老三个系统在功能上进行整合。

从另外一个角度来说,"医养结合"结合的是服务,应做到医疗服务和养老服务之间的连续性及医疗体系与养老体系的融合;而某些情况下应该做到医养的适当分离。"医养分开"主要是指场地、费用的分开,特别在第三方付费的情况下,要分清医疗服务和养老服务的支付范围。

(林子晶　张卓然)

第三节　国内外医养结合养老模式发展现状和启示

一、国外典型医养结合养老模式现状启示

从整体特征看,国外养老模式发展是为了确保服务费用和服务质量间达到有效平衡,一方面控制资金来源与服务供给相对分离,另一方面满足老年人群体对养老服务多维度和多元化需求。美国养老采用的是高度市场化的商业养老模式,以社区养老为主全包服务项目,推行集中性养老,建设有完备配套设施的大规模建筑。日本的长期护理保险制度为老年照护的费用主要来源,主张居家式的家庭养老服务,突出特点是根据老年人的不同身体状况、需求和经济负担状况划分护理分级,已逐步实现医疗诊治到预防的过渡转型。英国采用的是税收筹资体制医养结合养老模式,免费享受医疗而不用个人承担一点费用,资金全部来源于税收,由于每一年的经济影响较大,因此出台了等待政策,可是基于疾病严重程度的等待制度可能加重病情发展,增加费用支出,其未来发展也趋于疾病预防和居家照料。澳大利亚实行"家庭和社区照料"计划,养老模式由机构养老逐渐转向社区养老,较为健全的保险制度维系养老保险体系的正常运行,政府拨款负责医疗经费支出。总之,随着人口老龄化的加剧和社会结构的变迁,养老问题日益凸显,充分利用社会资源为老年人提供多样化的养老服务成为政府和社会关注的重要议题。

在机构养老方面在集中供给养老服务的基础上叠加医疗服务,为老年人提供系统专业化的服务,主要的服务对象是失能老年人,家里无人赡养、照看的高龄、空巢、孤寡老年人。机构养老可以提供全面、全过程的养老服务,医疗

服务不断完善,但是收费较高,供需不平衡、入住率不高。

在居家养老方面,它兼顾了传统家庭养老和多样化社会服务需求。老年人在熟悉的生活环境和人群中,幸福感和满足感更强,因此,老年人更希望住在家里享受晚年,而不是在养老院。但居家养老模式的分散性使养老资源很难有效整合,相关信息很难得到交流共享,尤其是医疗服务资源和养老服务资源分属不同主体,因此有效的资源整合成为当前最大的难点,虽然政策和法规一再强调充分依托社会各类服务和信息网络平台,实现医疗卫生和社区养老服务机构的对接,但是居家养模式中大量使用信息技术,又事关监控的隐私问题和伦理问题成为普及信息技术的主要障碍。

在社区养老方面,社区养老服务在对老年人进行长期护理服务之前,需先由全科与社区老年病医师对患有慢性疾病和失能的居家老年人提供无缝衔接的社区医疗资源,弥补了居家养老模式的不足,减少老年人住院或转入机构养老的概率。社区养老服务优势包括:社区内都是老年人的家人和朋友,并且社区护理成本低于机构护理,还有家庭护理支持,最后等待期短,最容易获得。

二、我国医养结合养老模式发展现状和主要问题

(一)原有医疗机构开展养老服务

以医疗机构为主体,内部设置老年科或成立老年机构,提供医疗护理、康复训练、心理调节、临终关怀等服务,满足老年患者的医养需求。整合过剩医疗卫生资源,部分医疗机构直接转型为医养结合机构。由于医疗机构本身具备医疗资格认证,设备齐全,医护人员专业性程度较高,康复护理水平较高,因此较普通养老机构社会认可度更高,能够吸引老年病、慢性病和疾病康复期患者,可保证医院的可持续经营。但该模式的不足之处在于医疗机构容易将运营重心放在医疗上,减少对养老服务的关注,进而影响整体服务水平和效率。

(二)原有养老机构增设医疗服务

在具有一定规模的养老机构,增加医疗设施、成立内部医务室等部门并匹配相应数量专业医护人员,为入住老年人提供健康管理、生活护理、慢性病管理、康复锻炼等长期养护服务,提高养老机构基本医疗服务能力。相对于医疗机构中设立养老机构,该模式实施压力较小,目前多数养老机构均倾向于采用该方法完善自身机构设置以提升服务水平,扩大受众人群。但当机构规模较小时,这种模式则缺乏规模效应,很难真正保障老年人的健康养老问题,并且该模式对医疗服务专业性要求较高,从业人员必须取得相应卫生执业资格,并具备全面的诊治经验水平才行。此外,这种模式增加了服务范围和服务成本,投资回报周期较长,增设医疗相关功能对运营机构的财力、物力及人力资源要求更高,投资回报率较低。

（三）医疗机构与养老机构合作

该模式是在充分利用现有医疗卫生资源与社会资源的前提下,养老机构与医疗机构合作,医疗机构的医护人员定期为养老机构内患病老年人进行健康检查、上门医疗卫生服务,同时建立机构间急诊急救绿色通道,当养老机构内老年人突发急症时通过提前制定好流程能有效减少时间,患者能以最快的速度得到专业的诊断与救治。另外,医护人员参与联盟机构内老年人的病例档案制定与跟踪随访,保证档案的正确性和可用性,给予个性化健康管理方案,为不同需求的患者提供专项服务。双向转诊与上下联动通道,既方便了老年人养老生活,又完善了养老机构功能设置。这种合作使老年慢性病患者逐步向养老机构转移,医疗机构床位占床率减少,周转率提升,真正实现了医疗机构、养老机构、老年人三方共赢的局面。但是这种联合运营模式,增加了养老机构对医疗机构的依赖性,并且增加了医疗机构的时间成本,尤其是在医疗服务需求密集地区,医务人员很难抽身为老年人提供上门服务。

三、我国医养结合养老模式发展对策与建议

发挥政府主导作用,多部门协调发展。政府需要深入了解医养结合养老工作的发展目标,明确其服务性质、服务范围以及服务对象,增加政府财政支持力度,动员全社会力量参与。民政、卫生健康、社会保障等部门应该加强合作,明确各自在医养结合养老服务中的地位以及作用,打破各机构间各自为政的局面,共同参与推动医养结合养老工作。各地方部门因地制宜,积极配合并制定相关规划。相关职能部门各尽其责,合作共赢。

健全法律规范和长期护理保险体系。任何制度的有效运行都需要相关的合理的法律法规的保障,只有形成完整的法律体系,以法律形式将其纳入社会保障体系当中才能保障医养结合养老服务,促进其可持续性发展。借鉴国际经验,结合我国现状,深入研究和摸索,制定适宜的有关医疗和养老资格准入、机构规范、行业管理的法律法规。还要推动长期护理保险体系的完善,健全相关制度和机制,推动医疗保险改革,加强服务双方成本意识。

培养专业性、综合性医养结合养老服务人才。医养结合养老服务的发展,离不开专业性服务人才和管理人才,因此就需要培养各类专业人才,加强其队伍建设,确保医养结合养老服务人才的供给满足行业人才需求。可以与高校合作培养专业人才,开启人才培养新模式,合作就业,共谋发展。此外,注重养老护理人才队伍的培养,不仅要熟练掌握护理学基本理论知识,更要掌握各项护理操作,不断强化其专业性,提高服务质量。通过培养专业性、综合性的医养结合养老服务人才,有效促进医养结合养老事业的持续发展。

注重互联网＋医的发展。"互联网＋医疗"推进能促进信息流动和数

据汇集,实现资源共享,实现远程高水平医疗卫生服务的可能性,促进了健康管理的发展。加快建立老年人电子档案,将老年人信息系统、各种医疗系统和健康档案进行整合,实现电子信息的调阅与共享,充分依靠各种服务和信息网络平台,实现医疗卫生机构与养老服务机构的无缝对接,实现医疗资源对养老服务的全覆盖,促进医养结合养老事业更稳、更快地发展。

综上所述,如何获得高质量的医疗保障和服务资源是选择养老模式的关键问题;推动医养结合是我国应对人口老龄化挑战,破解"养"与"医"分离的重要任务;整合优质资源,促进个体健康养老,努力实现健康老龄化是首要目标。

（张春凤　许姝婷）

第三章

远程协同医疗服务与医养结合

第一节 远程协同医疗服务与医养结合的融合

一、远程协同医疗服务简述

（一）远程协同医疗服务概念

远程协同医疗服务，从广义上来说，即利用远程通信信息技术、全息影像科学技术、新型电子信息技术，以及计算机等多媒体技术，同时利用大规模生物医学中心的医疗技术和设备资源优势，对卫生条件较恶劣的区域及特殊环境进行长距离医疗信息传播和咨询服务。它涉及远程会诊与护理、远程治疗、远程信息教学、远程生物医学信息技术服务等全部的生物医学社会活动。从狭义上来说，远程医疗也包含了远程影像学、远程检查和会诊、远程看护等医学活动。通过使用远程医疗系统，可以对远地对象实施检查、监护、治疗、生活方式指导、慢性疾病护理等。

（二）远程协同医疗主要服务内容

1. **远程会诊** 远程医学会诊并不仅仅在于医学工作人员间的沟通与意见讨论，也在于对医患双方的咨询或治疗，正是这种医学专家与患者间构建起的新型联系，使得患者能够利用远程医疗系统传输的医学影像资料使医师做出正确判断，如上传检查报告、制作图像等。远程协同诊疗服务所带来的这种"面对面"的模式给人以亲切、真实的感受，同时患者即使在本地诊所也可以进行远地专家的问诊并在其指导下实施诊疗活动，从而极大节省了患者的时间与金钱。

2. **远程手术操作** 远程手术操作，是指利用虚拟现实信息技术和计算机网络技术相结合，使医务人员可以亲自对远程患者实施手术操作。由医务人员利用从现场传过来的录像,或利用按键、鼠标、"数字手套"等输入或输出的装置实施手术操作,其操作结果均可转换为数字信息并传送至远程患者的手术现场上,以便使用医疗器械来完成手术操作。这些远程操作手术,对专家的实际操作技能和相应仪器设备的要求都相当高。但目前,远程手术更多是利用视频直播观看主刀医师的手术操作,或适当利用互联网发出命令,以此协助基层主刀医师进行手术操作。

3. 网络医疗专家系统　网上医疗专家系统有两种模式,一是人工智能模式,即对大量数据进行存储分析,同时提取相应的运算方法来构建计算模型,从而建立自身的知识库体系,并可以对一些新资源加以管理,得出适合其知识结构的结论。另一个是专家在线模式,它是采用网上交流形式,由知名专家学者在互联网上即时对患者及基层医务人员提出的问题做出解析与回答,并提供指导性建议。

4. 远程监护　远程监护是指利用通信网络系统把远端的生物信息和医学信号传送入监管中枢,提供数据分析并提供治疗建议的一项手段。按照监护的对象和目的不同,可分为三类:首先为生物参量检查和遥测监护,这类型应用较为普遍,可以协助医务人员及时了解监护对象的疾病特点并提供有效的医学指导。监测的具体内容一般涉及心电图、脑电波图、血压值、心率值、体温、血糖、脉搏数、呼吸频率、血气分析、血氧饱和度等。其次是人员社会活动监测,例如坐卧行走等活动状态以及监测对象的基本生活设备使用状况,一般用于小孩、老年人以及残疾人。最后一类则是用于对患者护理的监测,如瘫痪患者尿监测,有助于减少护士的劳动强度。其监护中心可以位于急救中心、社区医院、养老服务场所。远程监护的进行,大大缩短了医务人员与患者之间的距离,不仅能够给患者提供更有效的医学支持,还能够减轻病患或医务人员之间的路途奔波。对患者的关键生物参数进行的远程监测,不但能够辅助医生诊断,还可以在疾病的突然变化中及时报警,并及时对患者实施救助。而针对有慢性基础疾病和自理能力较差的老年人和残疾人的生活状况进行远程监测,不但可以改善医务人员的护理水平和患者的生存质量,还有助于评价监测对象的自主生存能力和健康状况。另外,通过远程监测可以在患者熟悉的生活环境中实施,从而增加患者的治疗依从性,并减少心理负担,也增强了检查的精确度。而且远程监测还能够对人们平时的健康状况加以监测,可以及时发现一些慢性病的早期表现,从而实现健康防护的目的。

二、远程协同医疗应用的发展方向

1. 向城市乡镇和边远地区贫困地区发展　目前在全国实施的远程医学工作多在大中城市医院,但县、乡镇和偏远地区却极少。鉴于我们国家幅员辽阔,经济与社会发展并不均衡,尤其是老、少、边、穷等地方由于交通闭塞,社会经济条件落后,人员资源匮乏,不少疑难杂症都无法进行高效的诊疗。所以在边远及贫困地区建立远程医学工作站,不但可以充分运用城市的医学资源,为患者提供更优质的医学服务,还可以给基层医务工作者创造培训的机会,对于提升我国的总体技术水平具有很大的积极意义。

2. **向社区和家庭医疗卫生方面发展** 远程诊疗在促进中国医疗卫生整体环境的改善方面具有巨大发展潜力,而随着中国人民经济水平的日益提升,中国民众对优质医疗服务的要求也日益增多,而远程诊疗不但可以带来更优质的医疗服务,还可以攻克地理条件方面的阻碍,而随着电视电话和互联网在家庭中的广泛应用,远程诊疗也将很快扩展至每户家庭和相应社区,如进行远程心电监护、对传染性或慢性患者实施远程家庭看护、远程医学随访,患者在自己家中或社区也能够实现对疾病的治疗、健康护理等方面的咨询。

3. **向更多样化发展** 从远程医疗的使用范畴综合分析来看,其多样性发展主要体现在:通用性、专业性、小型化及整体化。通用性是指远程医疗系统将应用于电话、卫星等各种通信方法中,既可实现远程问诊又可实现远程教育、远程治疗手术等。专业性是指远程医疗系统将面向医疗保健的某一专业领域实现进一步细分化,如远程放射系统、远程心脏疾病诊断信息系统、远程病理诊断信息系统等。设备小型化发展是指远距离医疗的设备将更加轻便,也更适合于个别病情监测、部队野战需要,如便携心电监护仪、家用妊娠胎心远程检查与监测设备等。整体化是指远程医疗系统和医院信息网络系统、医学图像存档与通信网络系统一体的发展。伴随互联网发展与信息时代的来临,运用远程医学技术进行医疗、教学、科学研究、医疗保健技术咨询、信息交换等服务,对我国卫生事业的现代化建设起了重要的促进作用。

三、国内外远程协同医疗服务发展现状

(一) 远程医疗的起源与发展过程

远程医疗系统的出现,最初可追溯到 1959 年,当时一位法国医生通过电视摄像传输方式利用 Video 监护器,在一栋楼上看另一栋楼上展示的 X 线片,当时传输距离最远可达 3 英里(约 4.8km)。在进入 20 世纪 80 年代后期,现代通信技术使远程医学系统在远程咨询、远程会诊、医疗图像的长距离传送、远程会议,以及军事方面都获得了很大的发展。进入 21 世纪后,随着移动通信、物联网、云计算、视互联等新兴科技的诞生,远程医疗也有了科技保证,进展尤为快速。具备了远程动态监控血压、血糖、心电等功能的智能健康诊疗装置也逐步面世,远程诊疗开始真正走向社会。

（二）国外的发展现状

1. 远程医学服务从技术上朝综合化的方向发展　目前,国际上远程医学服务技术已由原来的电话远程治疗和电视监护,逐步进展到了使用网络实现图像、数字、语音的统一传送,并达到了数字语音与高清图像的转换。

2. 远程医疗服务内容上由"医疗"向"保健"的方向拓展　远程医疗服务正在向远程保健服务的方向扩展。二者之间既有联系,又有区别。其联系在于:二者都建立在互联网和物联网的基础之上治病救人;区别在于:远程医疗以"治病"为主,而远程保健以"防病"为主,尤其是对慢性疾病的预防和保健。

3. 远程医疗服务技术由发达国家迅速发展到发展中国家　目前欧洲各国都已经开始建设并推广涵盖全欧盟范围的数字医疗保健信息系统。即便是经济较落后的印度,也通过发射远程医疗通信卫星使偏远地区的患者能够通过卫星向城市医疗专家进行咨询。在 2013 年,我国也发射过一颗包括远程医疗服务功能的人造卫星。目前,在世界各地已经有难以计数的人正在开展远程医疗工作。由此可见,全球各地都意识到了远程医疗巨大的市场潜力,同时这也是全球顶尖人才所关注的焦点。

（三）国内的发展现状

20 世纪 80 年代末,中国就开始实行科学研究性远程医院试点研究工作,从 90 年代中期开始就完成了实用型的远程医疗系统构建和使用。在进入 21 世纪后,中国远程医疗建设迅速发展。随着我国经济的快速发展,居民对于自身及家庭成员的健康状况也更加关注。2020 年 5 月,国家卫健委要求各省（自治区、直辖市）加快建设网络医院的公共服务监管平台,优先建立具有监督管理和公共服务功能的网络平台,并依法推进网络就诊服务和互联网诊所的准入,以促进远程协同医疗的高速高质量发展。

远程医疗服务为基层医疗卫生机构带来了更高质量,更高效率和更低成本的医疗健康服务。对重症患者来说,通过优质医疗资源的共享可以提高诊断的正确率及治疗的成功率;对轻症患者来说,远程医疗服务可以减少医生及患者间的密切接触,降低病毒感染的风险。而从经济和社会效益来看,远程医疗服务不仅可以节约医生及患者的时间成本,也可以大大减少经济成本。

四、远程协同医疗服务与医养结合融合的优势分析

医养结合养老服务即社会化养老,也就是政府动用整个社会力量,整合所有医疗卫生与健康养老服务资源,以"养"为中心,以"医"为手段。党的十九大公报中也提到,改善人民生活质量问题一定是"实施健康中国战略,要积极应对人口老龄化,构建养老、孝老、敬老政策体系和社会环境,推进医养结合,

加快老龄事业和产业发展"。

(一)区域协同优势表现

在远程医疗融入医养结合的养老服务中后,能够加速不同区域间医疗资源的均衡化发展。不仅能帮助缓解小城市及偏远地区人民日益增长的医疗需求与城乡医疗资源不足之间的矛盾,还能优化医疗保健体系、充分调动全社会的医疗卫生资源,更加方便边远地区患者的就医问诊。截至2019年年底,我国59.1%的二级(含)以上公立医院都实施了远程医疗服务。远程医疗通过全面整合已有的医疗资源,以增强对偏远地区医疗机构的服务力量,并均衡优化医疗资源,促进分级诊疗的发展。

(二)患者方面优势表现

对于患者来说,远程协同医疗具有简单、快速、经济、权威的优点。患者在现场足不出户,就可以获得专家的治疗建议和护理意见,大大减少了长途跋涉,而远程医疗会诊系统复杂,在极短的时间内就可以得到专家治疗建议,便于全国各地诊所以及养老服务机构对患者掌握最好的诊疗时间。一些疑难杂症慢性病采用了远程医院开展的异地问诊和本地诊断,就能为患者节约大量就诊费用,也有效缓解了"看病难、看病贵"的现象。而对于患者家庭来说,远程协同医疗除了能节省费用,更能节省人力。目前,大多数家庭里的中年人都处于上有老下有小、工作顶梁柱的状态之中,如果陪伴就医,势必要影响工作,而对于无法从工作中脱身的人来说,替代护理又很难找到,且都价格高昂,但幸运的是,由于远程医疗的出现,使这个难题可以得到解决,让病患家属既能足不出户地完成家庭义务,又不耽误过多的工作时间。而且,能够参加远程会诊的专家一般都是国内著名教授、高级职称以上的医生,高素质的专家资源也能够保证会诊结论的权威。

(三)医疗机构优势表现

通过远程协同医疗引进了大量国际知名专家资源,可以增加本地医疗机构的国际知名度,减少患者流失,增加经济效益,从而保留并吸引高层次人才,也能加快本地医院的建设。并且在远程专家的帮助下,还可以实施创新的诊疗项目,进一步提升本地医生的诊治水平,同时还可以增进与本地医生和专家之间的合作联系,随时接受专家的指导。此外,网络的广泛应用为医疗提供无纸化的崭新概念,使医疗的病历等各类资料存储变得数字化、国际化、标准化,大大提高了医疗的效率,同时减少了由于资料保管不善导致的各类纷争,也能实现患者信息在全国范围内的同步化。目前在我国的大医院内都有科内会诊及院内会诊的医疗制度,相信随着远程医疗的发展,在不久的将来,即便在偏远地区的疑难杂症,也能通过远程瞬间进行全国范围内的会诊,实现各级各地医院的医疗资源全面共享。

(四) 医生方面优势表现

对本地的医务人员,由于医院小病例少,他们很难快速的积累经验,许多严重复杂病例都涌向大城市大医院,留在本地治疗的越来越少,医疗人员的诊疗水平也难以提高,长此以往连常见病、多发病都要到上一级医院去治疗,如此也会导致医疗水平愈盈退化,从而形成恶性循环,对本地人民的生活水平也会产生很大影响。但如果借助与远程医院的联系,就可以认识省内外著名专家,形成长期协作关系,患者留在本地治疗,有助于本地医生积累经验,增强他们对疾病诊断的准确性,对于疑难杂症,他们也可以在本地医院,在远程教授的指导下亲身参与整个治疗过程,这对于快速提升个人能力有很大帮助。在我国,一直有下级医院的医生到上级医院参观进修学习的习惯,其中有很大一部分原因是小医院的患者数量少,医生无法积累足够的病例,更难以见到大医院常见的"疑难杂症",而远程医疗能够实现患者在当地就能享受大医院的诊疗服务,既增加了当地医院的病例数,也能让当地医生足不出院就能学习到高水平的诊疗技术,从而促进个人水平的迅速发展。

(姜丽丝 曹明明)

第二节 信息化在医养结合与
远程协同服务中的应用

一、信息化与远程协同医疗服务的融合

(一) 医院远程医疗的信息化应用

在医院中远程医疗的信息化体现得尤为明显,可以说远程医疗的信息化就是通过信息化技术来实现的。远程医疗主要借助的技术为视频会议技术以及各种传感器技术等,通过这些技术可以实现对患者的远程诊疗。首先,通过视频技术手段可以将分布在不同医院的具有权威的专家组织在一起,采集每个位置的视频画面来进行开会研讨和会诊。除了实现远程医疗会议,利用远程医疗信息化还可以实现对于患者远程医疗的诊断,其基本实现的方式是通过传感器技术对患者身体的各种状况和信息进行数据采集,然后通过数据传输技术将这些数据传输到医生的个人终端上,通过这种医疗终端,医生可以实现对患者的远程诊断。

(二) 远程协同医疗服务的信息化系统建设

将网络、存储、数据中心、电子商务等信息化技术应用到医疗、养老企业的市场调研、技术改造、业务流程控制、资金运作管理、医疗器械供应等过程,从

而实现医院远程医疗管理现代化。医疗企业进行信息化建设的主要目的是降低成本、提高医院工作效率和提升医院的综合竞争力。其信息化建设主要包括三个方面：即网络、数据和应用系统的信息化建设。而应用系统全都构建在网络平台之上，因此基础网络平台建设是医院信息化建设的首要任务。网络平台应该能同时满足医疗企业应用系统对实现语音、视频、电子商务等多种业务的需求。

（三）远程医疗服务的信息化技术

信息化技术在医疗领域的应用越来越普遍，医院信息系统在我国已得到了较快发展，国内大多数医院已经建立起以管理为主的医院信息系统。当前，医院信息化发展重点是建设以患者为中心的临床信息系统。包括医生工作站系统、护理信息系统、检验信息系统、放射信息系统、手术麻醉信息系统、重症监护信息系统、医学图像管理系统等子系统，这些子系统以患者电子病历为核心整合在一起。通过使用移动通信技术（如个人数字助手、智能电话和无线通信）来提供医疗服务和信息。在移动互联网领域，以基于 Android、iOS、Windows 等移动终端系统的医疗类应用为主，内容主要包括监控、个人紧急援助服务、远程医疗、可穿戴便携式移动医疗设备、移动医疗信息、无线射频识别系统跟踪和健康 / 健身软件等。

1. 信息化技术的远程应用　信息化技术几乎涉足了医疗健康的各个方面，按照目前的医疗领域范畴，我们把信息化技术应用范围分成院前应用、院中应用和院后应用 3 个部分，包括院前的健康监测与健康管理、院中的移动医疗服务和安全、效率管理以及院后的健康促进、健康教育、慢性病管理和健康调查。

（1）移动医疗监测设备：在健康管理层面的应用越来越普及，也是最有潜力的部分之一，能够通过简单便捷的方法达到自动监测健康的目的，从而对疾病做出预判和提醒。下面列举几种最常见的移动医疗应用：

1）运动智能手环：是最常见的运动监测仪，采用重力加速度传感器，记录日常运动情况，根据身高、体质量估算消耗的热量。监督、提醒个人运动，并生成运动、睡眠报告，激励被检测者加强锻炼。手环可以帮助用户对每日的锻炼、睡眠和饮食等进行实时记录，记录下的数据再与电子产品如手机、平板电脑、个人计算机等客户端同步分析、提醒，从而起到通过数据指导健康生活的作用。

2）体脂仪：人体含水量约为 70%，主要储存于血液、肌肉及内脏中，而脂肪中含水量极低。体内水分由于有各种离子成分而呈现低电阻，脂肪却呈现高电阻。因而，人体中脂肪和水的比例会使人体的电阻产生差异。利用这个原理，考虑脂肪和水分的合成电阻，得出结论脂肪多的人体电阻值就高。体脂肪仪采用生物电阻抗法进行测量,先将微弱的电流(50kHz、500μA)通过人体,再根据电流、阻抗的情形来判断体脂率。

(2)信息化技术的院中应用:主要是围绕医院信息化系统展开的。医院信息化系统是医院的数据流,主要分为门诊信息化、住院信息化和管理信息化等。典型的应用主要依托无线局域网。克服有线网络的弊端,利用平板计算机和移动手推车进行生命体征数据的无线采集和医护数据的查询与录入,辅助医师查房、护理监控、药物配送、患者标志码识别等,充分提升医疗信息系统的效能和数字化医院的技术优势。

1)门诊信息化:门诊信息化的移动医疗服务主要有门诊叫号排队系统、门诊实验室检验检查系统、门诊影像系统、门诊医生一体化工作站、门诊预约挂号等。其中预约挂号系统通过手机客户端发布医院网上专家预约挂号,患者可通过手机扫描二维码下载客户端,实现预约挂号。

2)移动式在院信息传递系统:患者扫描就诊卡上的二维码,可以实时查看自己的排队情况、各项检验检查项目的排队情况和等待结果时间,甚至可以查看检验检查结果;移动式会诊系统在门诊、急诊出现需要紧急会诊的患者时,医生可以通过手持式终端,查看患者前期的诊疗情况,达到快速施救的目的。

3)管理信息化:管理信息化系统是医院信息化系统中最复杂的一部分,也是医院信息化评级高低的主要依据。商务智能用来将医院中现有的数据进行有效的整合,快速而准确地提供分析报告并给出决策依据,协助医院管理者做出合理的业务经营决策,也叫医院信息管理决策系统。在这个系统中会使用众多的信息化技术,如数据挖掘技术、神经网络规则归纳等技术,可以发现数据之间的关系,做出基于数据的推断、数据转换、管理和存储等方面的预配置软件,还包括财务分析等业务模型。

(3)信息化技术的远程随访应用:患者康复出院后,医生定期提醒复查和随访。信息化技术的应用,特别是移动医疗技术加强医患之间的密切联系,既可以缓解医生相对不足的情况,又可以提高监测效率。因此,移动医疗技术在院后的应用前景广泛。例如:远程睡眠监测、移动养老服务等。

2. 互联网信息下的专业医护技术

(1)信息化专业医护技术:通过信息化使老年医护技术,如健康指导、常用监测方法、功能锻炼等专业化医护技术服务应用于医养结合新模式中的方法。医养结合是集医疗、护理、康复和基础养老设施、生活照料、无障碍活动为一体的养老模式,其优势在于能够突破一般医疗和养老的分离状态,实现为老年人提供及时、便利、精准的医疗服务,并最终将医疗服务、生活照料服务、健康康复和临终关怀等整合提供一体化的医疗服务,从而满足老年人的整体养老需求。

(2) 信息化专业医护技术的应用：通过电话咨询或健康讲座、微信交流群、公众平台、上门服务的方式解决老年及慢性病人群专业化医护技术需求。

1) 为老年及慢性病患者建立电子健康档案，利用信息化手段将医护服务功能模块和健康指导内容加载于医养结合医护技术服务平台。每周在微信交流群集中进行一次健康问题指导，及时发现潜在疾病，进行有效的诊治。

2) 每月根据需求提供简单易懂的老年人保健知识科普讲座。患者及其家属可与管理员 24 小时动态联系，随时查阅所需信息，通过微信平台问诊提出个人医护需求问题，管理员根据个人需求制定出个性化服务方案，并通过以下三种方式解决：①微信公众号平台问诊，医生在线解答；②医护人员上门诊疗，提供专业化技术服务；③以上两种方式不能解决的医护需求问题，通过门诊就医解决。

二、信息化与医养结合养老的融合

信息化养老是以信息化养老终端采集数据为基础，利用互联网、移动通信网、物联网等手段建立系统服务与互动平台，通过整合公共服务资源和社会服务资源来满足老年客户在安全看护、健康管理、生活照料、休闲娱乐、亲情关爱等方面的养老需求，从而为广大老年群体提供新型的养老解决方案。

(一) 物联智慧养老云平台

养老院仅需一台能上网的电脑即可，是中国第一个基于物联网，连接用户、养老院、护工、传感器、智能硬件、传统设备的智慧养老平台。APP 语音操控，开创控制新模式。权限管理，设备、情景模式可授权，安全可靠。多用户系统，包括护工 APP+ 老年人 APP+ 院长 APP+ 子女 APP，自己 APP 账户可关注家庭成员的设备。操作采用扁平化设计，老年人和孩子容易操作。生活场景、随心定制，随意变化。适配多种智能终端，满足用户需求。智能管家，一键托管，安全舒心。

(二) 金养通智慧养老云平台

运用信息化手段大力推进健康医疗服务的个性化、智能化和便捷化，创新医疗服务业态，新科技、新技术的运用，让老年人的晚年生活更加方便舒适。

1. **医护工作站** 覆盖医生、护士、药师和技师的工作内容，以为老年人提供生活照料和康复关怀为一体的新型养老服务模式。医生可以随时随地掌握患者信息，查看老年人健康档案，完善医嘱，使查房过程执行得更为准确，减少医疗差错和事故。医患之间更近距离地沟通，帮助医护人员改善工作流程、提高工作效率。

2. **医生 APP** 医生能够与老年人成为签约用户，对老年人进行随访管理和健康评估，还能够直接与老年人进行在线交流，时刻掌握老年人的身体健康信息,当老年人的身体发出预警信息时,医生能够及时接到信息,并及时做出处理,这种智能的方式打破了传统的医患面对面交流的方式,让医生随时随地都能够掌握老年人情况。

3. **医护对讲**　老年人或家属按下病床分机的呼叫按钮,医护主机同时显示呼叫的房间和床位编号,及时安排医护人员到场查看。或者病患可以通过实时对讲功能与医护人员直接沟通。

三、信息化远程协同医疗服务在医养结合养老中的应用前景

(一) 医养结合养老的信息化前景

1. **现实机遇**　实现老年人与养老机构、医疗护理人员、子女之间的信息传递与交互,对老年人在养老机构内日常活动、健康状况有效的监测,同时为老年人提供生活、娱乐等其他方面的需求,提升养老机构的养老服务水平。单纯依靠传统的养老模式已经无法满足当前我国社会老龄化加重而带来的养老服务需求,因此,需要探求多元化的办法来解决老年人多层次的养老服务。

而养老信息化服务系统运用大数据、互联网等信息技术,提供机构内老年人的智慧健康养老服务,通过为老年人提供身体健康数据,定时、实时监测,提供移动定位、异常情况警报、身体健康数据管理等服务。

2. **政策机遇**　为了缓解我国社会老龄化加重带来的养老问题,国家出台了许多养老政策。在《社会养老服务体系建设"十二五"规划》中说明,要促进现代科技成果的转化和应用,依托现代技术手段,加强居家养老、社区养老服务及机构养老信息化建设,为政府采集行业信息、公众接受养老服务、行业规范化发展提供支持的明确要求;"十三五"规划纲要指出:要扩大多层次养老服务供给,需要充分运用移动互联网、物联网等技术,创造养老服务的新业态、新模式。尽管当前养老信息化还处于萌芽阶段,但利用先进的信息技术、对社会养老服务资源的有效整合、提升管理效率等手段,对养老服务现状进行改善。势必会给未来的养老服务带来新的方向,为社会养老带来更优质高效的服务。

(二) 远程协同医疗服务的信息化前景

1. **政策机遇**　2014 年《国家卫生计生委关于推进医疗机构远程服务的意见》中提出了"推动远程医疗服务持续健康发展,优化医疗资源配置,提高医疗服务能力和水平"。2018 年,对远程医疗服务提出了许多具体要求,2020 年前实现远程医疗服务要覆盖到基层等政策性文件。我国远程医疗服务的开展有政府政策的支持,因此,在"互联网 +"背景下开展远程医疗服务是符合时代发展趋势的。

2. **现实机遇**　随着时代的发展,越来越多的人将养生提上日程,互联网

远程医疗服务能满足更多人的医疗需求,互联网远程医疗服务的成熟发展实现患者在家中就医,减轻医疗费用负担。对于城市的上班族来说,既可以方便就医,也不会耽误工作。将优质的医疗资源进行共享,同时有利于提高医院的名声和医生工作的积极性,达到互利共赢的目的。

3. 医疗技术的不断进步　远程医疗的发展需要有互联网的支撑,互联网的普及是远程医疗服务发展的强大动力。目前我国的互联网技术服务范围十分广泛,随着人们的需要在不断地快速发展,影像图片呈现效果更清晰,大数据分析越来越准确,通信速度越来越快,通信设备更加多样化。更重要的是,远程医疗服务的发展可以打破时间和空间的限制,为传染性疾病带来高效的治疗方案。

（邱　辉　田　慧）

第三节　医养结合远程协同医疗服务内容

一、建立健康生活方式

老年人的生活方式是影响其身心健康的重要因素,通过改善生活方式有助于预防或推迟许多慢性疾病的发生;其中饮食管理、运动管理和精神慰藉是远程医疗＋医养结合养老服务的重要核心。

（一）饮食管理

健康、均衡的饮食有助于促进老年人的身体健康,"远程医疗＋医养结合"平台能够通过互联网提供可视化、娱乐化的方式为老年人提供丰富、健康的饮食常识。此外,还可通过组织社区医疗、护理专家在社区内或养老院开展线下膳食及保健科普讲座,在近距离了解服务对象健康状况的同时,指导其改善生活方式、合理饮食等。

营养师可以通过"远程医疗＋医养结合"平台的个人健康数据库,综合服务对象的饮食偏好、既往疾病史、目前身体状况等信息,为老年人配置营养均衡的一日三餐菜单,并可供多元化的菜单组合供老年人自由选择。此外,还可以为有特定需要的老年人提供有针对性的服务,如为患有脑卒中、糖尿病、冠心病、高血压等慢性疾病的老年人搭配低盐、低糖、低脂的菜单,并为其提供日常生活饮食中应该注意的事项、食物的最佳烹饪方法、食物的合理搭配以及不同食物的功效等知识。

对于独居、高龄、重病及行动不便的老年人,"远程医疗＋医养结合"平台在其提供营养菜单的同时,联合餐饮服务部门制作营养餐并提供餐食配送上门服务,老年人能够足不出户地享受到用餐服务。

"远程医疗＋医养结合"平台会定期采集服务对象的饮食需求、体格检查或家庭访视信息,综合社区医生及营养师的建议、老年人的健康状况以及季节的变化,及时调整膳食菜单,确保健康的基础上,保证多样化和营养丰富的平衡膳食。

（二）运动管理

"远程医疗＋医养结合"平台可以为服务对象提供智能手表等可穿戴智能设备,在平台长期记录服务对象健康数据的基础上,由社区医生和运动康复师联合采用 6 分钟步行试验等多种方法为服务对象进行心、肺功能评估,并在充分评估的基础上进行危险分层,保证科学、安全的同时,为服务对象制定个体化的运动锻炼方案。运动管理的内容主要包括:

1. **运动方式管理**　常见的运动方式主要包括有氧运动、平衡性训练、柔韧性锻炼及抗阻训练等类型。对于慢性病患者,有氧运动有助于提高老年人机体对氧的摄取,增强心肺功能,提升身体耐力。有氧运动的形式有步行、走跑交替、太极拳、游泳和慢跑等。柔韧性训练可以在有氧训练前后进行,有助于提升身体的协调性和灵活性。抗阻训练可以采用小量携重、弹力带等训练形式,可提高肌肉力量及耐力,防治肌力下降及肌萎缩。平衡性训练有助于提高老年人的平衡能力,降低发生跌倒的风险。

2. **运动强度管理**　在实际工作中应采用耗氧量推算、心率储备评估、目标心率、Brog 主观疲劳分级等的方法对运动强度进行评估。通常慢性疾病患者有氧运动的峰值强度为其摄氧量的 40%~80%。一般将最大心率（即最大运动强度时的心率）的 60%~70% 时的心率称为"目标心率",即运动的适宜心率,此时能在确保运动安全的同时获得最佳运动效果。Brog 主观疲劳分级是指运动者依据运动时疲惫感觉程度来衡量相对运动强度的指标,是持续强度运动时评估运动强度及体力水平的可靠指标。

3. **运动时间管理**　老年人有氧运动时,除运动前热身活动（5~10 分钟）及运动后的整理活动（5~10 分钟）,通常建议老年人运动 20~60 分钟,最佳运动时长为 30~60 分钟。

4. **运动频率管理**　建议老年人进行 3~4 次 / 周的有氧运动,根据其的危险分层和习惯也可适当增加至 5~7 次 / 周。

5. **智能穿戴设备在运动管理中的应用**　通过在智能穿戴设备（如智能手表、智能眼镜等）上设置个体化的运动目标,定时、定量地运动锻炼,通过提醒、跟踪记录、效果反馈等形式促进老年人养成良好的运动、锻炼习惯,并将运动时间、运动方式、运动持续时长等运动情况及心率、血氧、血压等生命体征变化实时上传至"远程医疗＋医养结合"平台,社区医生、运动康复师可以持续性地实施运动管理,逐步将服务对象身体功能维持在良好水平上。

6. 个体化的运动管理 第一,"远程医疗＋医养结合"平台实时记录服务对象的运动前评估、运动计划、运动情况、运动后反馈等。第二,平台在为服务对象制订运动计划时,需明确有无存在未控制的心力衰竭和不稳定型心绞痛、心肌梗死及卒中的急性期、严重高血压等运动的禁忌证。第三,在运动过程中,如出现心悸、乏力、头疼、心绞痛、呼吸困难等不适症状时应立即停止运动,并在平台上对此次不良事件进行详细记录,分析原因并及时调整运动方案,确保运动安全、有效。第四,对于服务对象在中患有冠心病、心力衰竭、糖尿病等疾病的老年人,运动康复与基础疾病的药物治疗、饮食调整等相结合,获得最佳的治疗效果。

(三) 精神慰藉

"远程医疗＋医养结合"的服务对象多是空巢老年人,常会出现孤独、抑郁及失落感、衰老感等精神和心理问题,平台通过提供生活、医疗卫生服务的同时,为老年服务对象解决精神及心理问题方面发挥着不可或缺的作用。

1. 语音、视频互动软件 服务对象通过"远程医疗＋医养结合"平台开发交互式视频系统可与子女亲属、社区医务人员、养老机构工作人员等进行视频互动和语音通话。一方面,虽然老年人与其子女、亲朋分别居住在不同的城市、地区,平台也会提高老年人与其子女、亲朋间的沟通效率,并拉近情感的距离。另一方面,工作人员及社区医务人员在交流过程中可及时发现老年服务对象表现出的细微的心理活动和情绪异常,进而重点关注老年服务对象的精神、心理问题,给予老年人们更多情感上的关爱及心灵上的慰藉,满足他们的心理需求。

2. 心理咨询与疏导 "远程医疗＋医养结合"平台采用线上、线下相结合的形式,聘请心理咨询专家为服务对象开展心理问题咨询与心理疏导,此外,围绕老年人常见的心理问题与心理健康管理展开心理健康教育小讲堂,以幽默风趣的讲解方式缓解老年人的心理压力,同时也让老年人了解心理健康知识以及缓解日常压力的办法。对于心理精神压力较大的老年人进行上门服务服务提供。工作人员倾听服务对象的诉说,帮助解决内心的困扰。

3. 开展文娱活动 越来越多的老年人有实现自我的需要,希望发挥余热有自己的人生价值,因此,老年人的社会交友、文体娱乐也是其精神慰藉工作的重要部分。社区工作人员可以通过"远程医疗＋医养结合"平台为服务对象搭建互联网交流社区或交流群,提供书法、美术、音乐等线上视频培训课程,定期组织互联网棋友会、文体比赛及书法交流等活动,促进老年人提升人际交往,消除老年人的孤独感和空虚感,使得老年服务对象能够在一个愉快轻松的环境下颐养天年。

（四）睡眠管理

老年人常出现夜间失眠、白天睡眠过度等睡眠问题。老年人睡眠问题往往对其身、心健康产生负面影响。睡眠问题既是身体衰老的表现，也是各种疾病所致和不良的睡眠习惯所致，因此，"远程医疗＋医养结合平台"可以发挥其优势功能：

1. 睡眠质量评估　在"远程医疗＋医养结合"平台上通过语音通话、文字聊天等形式，心理学或精神科专家可以充分了解服务对象的睡眠习惯，并结合网络调查问卷的形式对其睡眠质量进行客观、定量的评估。此外，专家通过平台上的信息可系统了解其是否存患有导致睡眠障碍的基础疾病及药物。

2. 睡眠监测　"远程医疗＋医养结合"平台为服务对象发放的智能手表、智能手环的智能穿戴设备中均具有睡眠监测功能，可以实时监测总睡眠时间、深浅睡眠时间、是否打鼾、睡眠时的心率及血氧饱和度等信息，分析其睡眠习惯及睡眠质量。对于怀疑睡眠呼吸暂停综合征的患者，平台还提供多导联睡眠监测仪，检查老年人出现呼吸睡眠暂停的时间、时长、次数和夜间缺氧程度。

3. 提高睡眠质量　第一，远程医疗＋医养结合平台在了解老年人睡眠习惯和睡眠行为的基础上，纠正其不正确的睡眠认知和睡眠习惯，养成健康的睡眠习惯。第二，对于有基础疾病和用药史的患者，应加强基础疾病的治疗，调整用药种类和剂量，避免这些因素对睡眠治疗的不良影响。第三，存在严重睡眠的老年人，可以在平台专家的治疗和监测下，应用镇静、安神的药物系统治疗，一般采用最低有效剂量即可。

二、慢性疾病的综合管理服务

（一）建立健康档案数据库

"远程医疗＋医养结合"平台定期采集并更新罹患慢性疾病服务对象的基本信息、健康情况、慢性疾病史、治疗经过、用药情况、身体重点监测指标等信息数据，并以此数据为基础建立电子健康档案管理数据库，为每位服务对象创建独立、动态的个人健康电子档案，医护人员和工作人员在个人健康电子档案中实现输入、调取和更新历次患病的诊疗记录、用药清单、复诊结果、阶段性治疗方案及服务对象的反应。服务对象的实时生命体征通过平台提供的智能手表等可穿戴设备自动上传至"远程医疗＋医养结合"平台电子健康档案管理数据库，有利于医务人员进行慢性病患者的追踪随访和及时的疾病干预，起到预防和治疗慢性疾病、应对突发性心血管事件的作用，使慢性疾病患者的养老服务水平、医疗环境、生活质量等都得到了保障。

（二）提供便捷的医疗保障

"远程医疗＋医养结合"平台开启了慢性疾病患者就医的新模式，实现治疗前、治疗中及治疗后全覆盖的线上与线下一体化医疗服务。通过"远程医疗＋医养结合"平台可以实现危重疾病与慢性疾病及时明确诊断和就近治疗，一些患有老年性常见病、慢性疾病的患者，可以足不出户地享受到安全、适宜的医疗技术服务。此外，养老服务机构、基层社区医院、慢性病患者均可登录"远程医疗＋医养结合"平台，通过视频或语音通话、文字聊天、病例资料图片上传等互联网沟通方法，实现医生对慢性病患者的远程诊断、用药指导、预后评估等基本诊断，并且社区医生还根据平台健康数据库信息与三甲的专科医生和专家进行远程会诊、病例讨论、影像分析等，为慢性病患者的用药、饮食、生活方式等方面给予指导，提高慢性病患者的生活质量，改善慢性病患者的预后，避免疾病进一步恶化，降低慢性病患者的再住院率。社区医务人员还可以为高龄、不善于操作智能设备的慢性病患者提供上门看诊服务，协助其进行远程会诊。

慢性病患者可以参加"远程医疗＋医养结合"平台定期组织的医疗专家巡诊及义诊活动，对于冠心病、高血压、糖尿病等常见的老年慢性疾病、多发病，有针对性地提供规范的用药治疗方案，使老年人能直接享受到精准、便捷、舒适的医疗养老服务，减轻了老年人们的负担，有效地解决了老年人因行动不便造成的就医难、治疗难问题。在慢性病患者的病情发展需要去医院门诊就诊或住院时，通过"远程医疗＋医养结合"平台为服务对象提供最近医疗机构的绿色通道转诊服务，平台协调就诊医院为其提供优先门诊检查和住院治疗，同时医院医生通过平台及时地将就诊情况反馈给社区医院及养老机构的医务人员，实现慢性病患者安全地双向转诊，并为老年服务对象提供个体化的治疗与服务管理方案。

（三）推动专业的护理服务

给予慢性患者专业的护理服务，是"远程医疗＋医养结合"平台重要的内容。在平台电子健康档案数据库系统中，护理团队根据慢性病患者的疾病严重程度、身体功能情况及生活是否自理等基本情况，对服务对象进行全面、系统地评估，制定个体化的护理方案，并对专业的护理员和康复师进行专业理论和技能培训和考核。专业的护理能为慢性病患者提供健康宣教、慢性病预防、保健服务、疾病护理、康复护理以及临终关怀等，是老年人在保障生命健康的基础上，提升生命质量、增强幸福感、延缓病情恶化及身体功能衰老的速度。

三、突发疾病及意外伤害的应急救援

"远程医疗＋医养结合"平台不仅能够提供健康、舒适的养老生活环境，并且做到有效保障老年服务对象的生命安全，加强对突发疾病的预防工作和风险评估，降低突发疾病的病死率和致残率。

首先,依据我国专家共识和指南,结合电子健康档案管理数据库信息综合分析服务对象的特殊身体状况和独特生活方式等,建立考虑脑卒中风险评估、心血管疾病风险评估、精神健康风险评估、跌倒及压疮风险评估等涉及服务对象身心健康的多元化风险评估体系,将可能突发的重大疾病或心、脑血管疾病进行危险等级分层,有针对性地开展预防与安全管理。

其次,平台为服务对象提供具有一键式呼救功能和24小时交互式监测系统的智能手表等智能穿戴设备,对服务对象的日常活动、生命体征(血压、心率、心律等)、饮食、睡眠及二便等情况进行主动、实时的监控,数据库系统自动分析记录的数据,并将风险预警提示报送给社区医生,社区医生实时掌握每天服务对象的健康情况,及时干预治疗、调整用药方案、加强护理,避免重大疾病的发生。当服务对象发生危及生命的严重事件时,"远程医疗＋医养结合"平台监测到实时监测的信息中出现恶性心律失常、生命体征异常等危急值数据,可第一时间自动将危急值预警信息发送到社区24小时值班医生、专业医疗团队及服务对象直系亲属的电子设备上,同时自动开启24小时视频监测系统,值班医生和亲属能够即刻查看视频,做到及时进行报警、迅速开展急救措施,最大程度地保老年人的人身安全,提升了处理意外突发事件的效率。此外,当老年人自主感觉身体出现严重不适症状时,可主动按动智能穿戴设备上的一键式呼救按钮,呼救信号被社区医生获取,通过远程视频会诊或上门诊疗,及时进行初步的诊断和评估,提供必要的诊疗及抢救措施,防止延误病情,全力挽救生命。

最后,"远程医疗＋医养结合"平台在为服务对象提供身体健康状况监测的同时,通过环境监测设备及摄像头对其所处的生活环境实时监控,如为老年人居室安装烟感报警装置、在床头、浴室和餐厅灯活动场所设置拉绳报警、在洗手间坐便器旁设有呼叫器等,当老年人跌倒、缺氧、火情等危急情况,老年人仅需拉绳呼叫及时报警,社区医务人员、社区管家、保安等会在接到报警后的第一时间入户实施救助。

（邹茹欣　张卓然）

第四节　医养结合远程协同医疗服务
面临挑战和应对策略

一、医养结合远程协同医疗服务发展现状

随着科学技术的不断创新和社会飞速发展,"互联网＋医疗"的服务模式

得到了大众认同,远程医疗在国内外广泛发展,并成为世界研究的热门领域。远程医疗集合众多先进技术,致力于使病患可以在外部诸多条件受限的情况下得到及时治疗。据国家卫生健康委统计,截至 2019 年年底,全国已有 900 家互联网医院,远程医疗协作网覆盖所有地级市 2.4 万余家医疗机构,2019 年全年开展远程医疗服务覆盖人数超过 2 172.3 万人次。目前远程医疗服务内容已扩展到会诊、预约、双向转诊、影像诊断、心电诊断、医学教育、重症监护、手术示教和病理诊断等。同时,受到全球疫情影响,越来越多的互联网医院、医疗服务 APP 等平台也逐渐出现,便捷了人们的生活。

二、医养结合远程协同医疗服务面临挑战

我国远程医疗起步相对较晚,远程医疗事业的发展既面临着难得的历史机遇,同时也面临着不少的风险和挑战。这些风险和挑战在一定程度上影响了远程医疗的持续健康发展,迫切需要加以研究和整合。目前医养结合远程协同医疗服务发展的制约因素包括:

1. **标准化体系尚未完善** 现阶段,我国远程医疗服务尚缺乏统一的规划和执行标准。远程医疗服务平台虽然很多,但是大多处于相互竞争的关系,彼此之间不能做到互联互通、互相兼容。一方面造成了资源的浪费,另一方面导致下级医院难以抉择,随意申请。而由于各个医院设备型号、检验试剂、实验方法等的差异,导致检查检验结果不能互认,以及会诊专家技术水平参差不齐等因素,均制约了远程医疗服务的发展。

2. **信息安全存在的威胁** 远程医疗服务将医疗业务与互联网业务有效整合,要求实时进行大量的数据交换,导致信息安全存在多方威胁。目前,这种威胁包括硬件安全、软件安全和管理安全,具体体现在业务数据丢失、信息网络瘫痪、终端病毒感染、恶意渗透攻击、医疗信息泄密等。远程医疗跨越时间和空间的限制,实现了医疗数据的共享,使数据具有更高的挖掘价值,并且这些信息可能与医保、银行、其他医疗机构或上级卫生部门等的互联互通,势必增大信息安全风险;另外,患者的某些信息、诊疗信息具有商业价值,如若安全管理制度的不规范、管理松散,或者因工作人员责任意识不强、受利益诱惑等各方面原因,都容易造成患者个人隐私泄露及信息被窃取。而对于医养服务中的老年人来说,防范意识相对薄弱,对设备了解不甚透彻,疏于对个人信息的保护,更给了一些不法分子可乘之机。综上所述,信息安全系统的管理面临着极大的挑战。

3. **相关法律责任、权利、义务不清晰** 我国远程医疗服务目前分为"B-B 端"(Business-Business,医疗机构 - 医疗机构)、"B-C 端"(Business-Customer,医疗机构 - 患者)和"B-B-C 端"(Business-Business-Customer,医疗机构 - 远

程医疗企业 - 患者)等服务方式。各种方式的参与主体不同,主体享有权利和义务不清晰,法律关系复杂,法律责任划分存在一定难度。并且远程医疗本身属于医疗行为,应遵循我国的医疗法律法规,但它又区分于普通的医疗管理,有其管理的特殊性,因此,远程医疗实际上需要一套完整的法律和法规,否则,由于网络的不确定性带来的远程医疗事故将比物理空间操作带来的医疗纠纷更难处理。

4. 远程医疗服务涉及伦理问题 远程医疗服务的过程中,患者的个人信息、病例资料、检查检验结果等资料均需上传至网络平台。如果平台的网络信息安全防护不到位,将会导致患者隐私泄露,损害患者权益并造成极大损失。此外,远程医疗服务由于时间和空间的不一致性,医患之间无法进行充分的沟通交流,患者及其家属很难对诊治方案进行充分的了解,患者无法最大限度行使知情权,从而增加医患矛盾的发生概率。

三、医养结合远程协同医疗服务发展对策

(一) 完善设施建设,实现数据互联互通

就远程医疗所产生的巨大社会效益来看,政府、国家及各级卫生部门应鼓励其开展及推广。因此,应适当加大在资金投入,避免医院因资金有限而购置不符合卫生健康标准规范的系统,确保远程医疗基础设施的正常运行。此外,还应重视相关人才的培养、培训,并引入高新技术人才对远程医疗机构的信息系统进行定期的维护与升级。在技术层面,5G时代的到来为远程医疗提供了更多可能性。2019年,5G在我国进入商用阶段,5G具有高速率、低延迟、广连接、高安全等特点,可应用于远程医疗应急医疗、健康管理、移动护理、远程手术等医学领域,能够解决偏远地区或基层医院开展远程医疗过程中网络环境不足、系统不稳、大量医学影像传输瓶颈等问题,具有广阔发展前景。

(二) 加强医养结合远程协同医疗服务的规范管理

有效的医疗服务模式必须建立在系统的制度规范之上,远程医疗服务模式的健康发展离不开系统的制度体系支撑。在我国远程医疗开展的过程中,政府、卫生主管部门的有力支持和正确导向是至关重要的。因此,在加强指导和监督的同时,应建立远程医疗标准研究机构,统一诊疗操作标准、信息的传输和存储等技术标准、资费标准和支付方式,并规范远程医疗的基本功能、业务流程等,具体如下:

1. 远程医疗服务协议约定 制定保障措施来确保患者安全、医疗质量和患者隐私,保护医生与患者的关系,提高与患者及其家庭的协调和沟通效率。因此,提供远程医疗服务之前,需要建立有效的医患关系,应以电子、书面形式

与患者签订服务前协议,例如:讨论提供服务的时间和形式、记录的保存、服务的流程、隐私和安全、潜在风险、保密事宜、费用及其他具体到远程医疗性质的任何信息,并且以通俗易懂的语言向患者解释。

2. **远程监测规范**　医疗服务机构对于监测患者的各项参数,以及在参数偏离正常情况下应该采取哪些措施应制订出相应指南、政策以及规程。包括:在数据定义中确定列举每一数据元素的监测方法、监测频率、监测模式、数据采集和数据传输的时间安排及频率等;确定对所监测数据进行审核和反应的机制;明确患者病史档案、电子病历的数据管理规定等。

3. **远程医疗服务人员规范**　参与远程医疗服务的人员包括医务人员、护理人员、社区医护人员、健康管理师、家庭医生、信息技术人员等。建议对各相关人员制定远程医疗专业上的职业准入制度和操作规范。远程医疗服务的重要手段是电子通信技术,因此,远程医疗服务人员应持续性地接受专门针对这些设备和软件知识与技能提升的课程培训,以保证其具备必要的知识和能力。

4. **监管制度**　远程医疗打破了地域限制,医生可以通过网络、电话或者移动设备对患者诊疗并开处方,但一旦发生医疗纠纷或者事故,很难界定责任。机构应当建立监管机制,保证医务人员和患者在通过远程医疗服务过程中明确规定各自的权利和责任。

此外,国家应设立一个权威的远程医疗调度总中心,负责统一协调各地域、各专业的诊疗关系,协调解决特殊急救与罕见病案咨询和需求,并可在一个或几个边远地区内集中资金建设一个远程医疗中心,外地专家能对患者进行实时同步监控,依据病情变化随时调整治疗方案,当地医生再根据远程调整的治疗方案给予及时的处理。

(三) 信息安全管理措施

1. **法律方法**　通过国家制定和实施各种法规以进行管理的方法。针对远程医疗服务中出现的多方威胁,原卫生部印发了《卫生行业信息安全等级保护工作的指导意见》的通知,随后,国家又先后出台《中华人民共和国国家安全法》《中华人民共和国网络安全法》等相关法律法规,为关键基础设施提供保障支持,也为患者信息数据的安全保驾护航。

2. **行政方法**　行政组织机构和领导者运用权力,通过强制性的行政命令、规定、指示等行政手段,按照行政系统和层次,直接指挥下属工作以实施管理的方法。在安全管理过程中,法律方法、经济方法、宣传教育方法等都需要通过行政系统来具体地组织与贯彻实施。

3. **经济方法**　根据客观经济规律,运用各种经济手段,调节各方面经济利益之间的关系,以获取较高的社会效益与经济效益的管理方法。尤其是对安全技术方法、安全产品采办、安全设施建设、安全人才培养、信息资源共享等方面应给予充分的注意。

4. 宣传教育方法　通过多种形式的教育,全面提高全社会的安全素质。事实证明,很多信息安全事故的发生都和人的思想因素有关。为此,可根据人员的工作性质、分层次、有重点、有计划、有步骤地普及一般信息技术以及网络安全保密、通信安全保密、电磁辐射泄密防范、信息对抗等知识与技能,尤其对于老年群体来说,长期、多次的宣传更易引起他们的重视、熟悉并掌握。

(四)制定相应的法律法规明确医疗责任

远程医疗服务涉及的法律主体较多,应该逐步建立系统、合理、公平、公正的远程医疗服务配套法律、法规体系,明晰从业人员的资质、不同的远程医疗服务形式涉及的各方的权利和义务。制定出一套完善的法律法规,应包括以下几个方面的内容:

1. 明确远程医疗中的法律关系　远程医疗中,我们应明确远程医疗医生与患者,当地医生与远程医疗医生,当地医生与患者这三个方面的法律关系。在远程会诊中,依据患者的意思可以将患者与远程医生的关系分为两类:在患者同意会诊的情况下二者构成通常范围内的医患关系,而在患者不同意的情况下,二者则无法律关系。对于当地医生和远程医疗医生的法律关系,应根据其是参与的远程会诊还是远程诊治分别对待。在远程会诊中,二者的关系属于知识咨询关系。但在远程诊治中二者应属于双方共同诊治,是一种协作关系。

2. 明确医疗责任　在远程医疗不良后果发生后,划清其相关责任是非常必要的。因此,我们应该制定相应的法律法规为其划清责任提供依据。在远程会诊中,对于与患者构成医患关系的当地医生对其医疗行为负全部责任,而未与患者构成医患关系,只作为不直接面对患者的会诊方对该患者的病情进行咨询时,其承担的义务也只是咨询和顾问,不对对方的医疗行为承担法律责任。在远程诊治中,二者应共同就该医疗事故承担责任。然而,有些医疗后果是由于患者不提供真实病情,不按诊断结果就医,不积极配合等造成的,而人们往往将相关责任的焦点放置于医生一方,从而忽略了患者的法律责任。因此,在诸如此类情况下,应采取公平原则对当事人双方的法律责任予以确认,要由患者承担相应的法律责任。

3. 医疗信息安全　卫生有关部门及医院自身要防止数据的非法传输、修改、防止数据传输中的丢失与失真。对此,我们可以借鉴国外先进国家的立法。有些国家已经就数据的安全维护、恢复等通过了有关法律、法规,以及在医学资源的访问与安全上达到一种平衡。

我国远程医疗＋医养结合养老服务模式的研究正处于探索阶段,还存在许多亟待解决的问题。因此,需要政府部门完善相关法律政策,并制订配套计划来推进资金投入、基础设施建设、人才培养以及监督管理等。通过政府部门的调控,加上社会多方参与、共同努力,才能促进我国医养结合事业的持续健康发展。

（崔丽娟　崔延泽）

第四章

老年慢性常见疾病的医养结合远程协同服务

第一节　神经系统疾病医养结合远程协同服务

一、缺血性脑卒中

脑卒中缺血性发作(ischemic stroke,IS)也称缺血性脑卒中,是脑卒中最常见的类型,占我国脑卒中的70%。我国急性缺血性脑卒中患者在发病后1个月内病死率为2.3%~3.2%,3个月的病死率9%~9.6%,致死/致残率为34.5%~37.1%,1年病死率为14.4%~15.4%,致死/致残率为33.4%~33.8%。由此可见缺血性脑卒中在我国具有高病死率和高致残率的特点,这给患者和社会都带来巨大的经济负担和精神负担,急性脑卒中具有起病突然、准确诊断难、疾病进展迅速、治疗时间窗短的特点。基础医院医师对急性脑卒中诊断不及时,定位诊断不明确,导致不能进行规范治疗,转运不及时甚至大多数医疗机构不具备血管内机械取栓治疗的设备和医务人员。此时远程协同服务显得尤为重要,远程协同服务可以通过建立卒中救治平台、定期对医务人员开展线上线下规范化培训,建立移动卒中单元,对患者进行远程诊断、远程会诊和远程指导,对急性脑血管疾病患者优化医疗资源配备,准确确定转诊时机、提高转诊速度,从而提高患者及时处置率,让患者得到更加优化的治疗方案,降低急性脑卒中患者的病死率和致残率。

（一）缺血性脑卒中及医养结合远程协同服务适合人群

1. **缺血性脑卒中患者线下就诊情况**　缺血性脑卒中的处理包括早期诊治、早期预防再发(二级预防)和早期康复。早期诊治是指缺血性脑卒中的急性期,其最有效、最安全的治疗方法就是对有指征的急性缺血性脑卒中患者进行溶栓治疗和机械取栓治疗,但由于经济、地理、文化水平、医疗水平等多方面因素,导致患者不能及时进行溶栓治疗。引起脑卒中患者不能及时就诊的主要原因是否为急性脑卒中、脑卒中的类型、病情的严重程度、确切的发病时间、首诊医师对脑卒中的认识程度、首诊医院是否具备静脉溶栓或机械取栓的设备等。早期预防再发主要针对已经罹患缺血性脑卒中的患者,规范的二级预防对于脑卒中的再发起到关键性作用,而如何使用抗血小板药物? 如何选择他汀类药物的剂量? 是否加用其他药物? 这些问题在基层医院都不能得到最规范的指导。早期康复是针对缺血性脑卒中患者急性发作后,病情已经趋于稳定状态,但患者仍遗留功能障碍。我国每年新发卒中患者约 200 万人,其中 70%~80% 的患者因为残疾不能独立生活。康复治疗是经循证医学证实的、对降低致残率最有效的方法,但由于患者及家属对康复治疗重视度不高,基层医疗机构对康复治疗技术掌握不娴熟,康复管理团队不完善,导致卒中后患者不能得到优化的康复治疗,降低患者的生活质量。由此可见,缺血性脑卒中需要通过急性期的积极医治和后期的专业团队指导下的康养相结合,才能够有效地从根本上降低脑卒中的发生。医养结合远程协同服务可以通过远程诊疗系统对急性期患者进行积极有效的救治,指导下级医院进行有效的急救措施,并且可以对患者进行规范的二级预防,预防脑卒中的再发,医养结合协同服务还可以将高质量的康复方案延伸到社区,甚至是每一个家庭,可以实现康复护理的整体性和延续性,有效地提高脑卒中患者的生活质量和康复质量,使患者可以回归家庭,回归社会。

2. **缺血性脑卒中患者转诊情况**　脑缺血发生后,在短时间内就可以造成不可逆损伤,所以尽早进行静脉溶栓治疗或血管内机械取栓治疗能够明显地改善患者的预后。但在我国约 80% 患者在发病 3 小时内无法到达医院,98% 的患者在黄金时间不能够接受溶栓治疗。所以迅速识别疑似脑卒中患者并尽快送到医院是最关键的,目的是尽快对合适的急性缺血性脑卒中患者进行溶栓治疗或血管内取栓治疗,改善缺血半暗带供血,实现缺血组织的早期再灌注。如果患者突然出现以下任一症状时应考虑脑卒中的可能:①一侧肢体(伴或不伴面部)出现无力或麻木;②一侧面部麻木或口角歪斜;③说话不清或理解言语困难;④双眼向一侧凝视;⑤单眼或双眼视力丧失或模糊;⑥眩晕伴恶心呕吐;⑦既往未见的严重头痛、呕吐;⑧意识障碍或抽搐。如果出现以上症状,应该立即呼叫急救中心,及时前往最近的医院,通过颅脑的 CT 或 MRI 检查评估是否为缺血性脑卒中,排除出血性脑卒中。如果患者需要转诊到具有卒中单元的上级医院进行就诊,急救转运系统与脑卒中救治医疗机构建立有效联动机制,可避免院前延误,实现快速、有效转运患者。基层医院应及时联系急救中心,将患者的起病过程,症状开始时间,是否于睡眠中发病,近期患病史,既往病史,近期用药史等相关疾病信息及给予救治措施上报至转诊医疗机构。医疗机构启动多学科合作的脑卒中诊治团队,结合病史和远程卒中和远程影像评估系统对急性缺血性脑卒中患者制定诊治方案,建立脑卒中诊治绿色通道,对急性静脉溶栓患者提供快速通道,对符合急性机械取栓患者进行合理手术准备。

(二) 缺血性脑卒中远程协同服务的数据采集及评估

远程协同服务系统主要由急诊科进行操作,保证每日 24 小时具备处理急性脑卒中的医务人员及专业设备,从而增加急性溶栓治疗的机会,使用双向视听设备对患者进行详细的病史采集和体格检查,结合系统可靠地传输计算机断层扫描(CT)扫描结果。利用该模式将三级卒中中心连接到一个或多个远距离的初级卫生中心,在这种模式中,无论就诊医院的位置和患者的位置多远,卒中远程服务都可以改善患者与医院的沟通效果,进而增加患者获得更加专业的急性脑卒中的治疗机会。其中数据采集的内容包括以下指标:

1. **年龄与症状持续时间**　年龄>18 岁且症状持续时间<4.5 小时,可考虑用人类重组组织型纤溶酶原激活物(rt-PA)进行静脉溶栓治疗,年龄>18 岁且<80 岁,症状持续时间<6 小时,可考虑尿激酶进行静脉溶栓治疗。

2. **呼吸与吸氧**　血氧饱和度应维持>94%,必要时给予吸氧,呼吸衰竭等气道功能严重障碍的患者应给予气管插管 / 切开及辅助呼吸,如果无低氧血症者则无须给予常规吸氧。

3. **心脏监测**　现场急救人员应立即给予心电图检查,根据病情必要时进行持续心电监护 24 小时或以上,可以及早发现阵发性心房纤颤、心肌梗死或严重的心律失常等心脏病变,以便明确缺血性脑卒中的病因分型,同时避免或慎用增加心脏负荷的药物。

4. **体温控制**　对体温>38℃的患者应给予退热措施,对体温升高的患者应积极寻找和处理发热原因,如血常规异常,发现存在感染应给予抗感染治疗。

5. **血压监测**　卒中后出现低血压比较少见,其主要原因可能有主动脉夹层、血容量减少以及心排血量减少等,应积极查明原因并给予相应处理,必要时可给予扩容升压等措施。约 70% 缺血性卒中患者急性期血压升高,多数患者在卒中后 24 小时内血压自发降低,所以缺血性脑卒中后 24 小时内血压升高的患者的降压治疗应谨慎。应先处理紧张焦虑情绪、疼痛、恶心呕吐及颅内压增高等导致血压增高的诱因。若收缩压持续升高 ≥200mmHg 或舒张压 ≥110mmHg,伴有严重心功能不全、主动脉夹层、高血压脑病的患者,可予降压治疗,同时必须严密观察血压变化。可选用拉贝洛尔、尼卡地平等,建议使用微量输液泵给予降压药。准备溶栓及桥接血管内取栓者,血压应控制在收缩压<180mmHg、舒张压<100mmHg,但应避免过度灌注或者低灌注。卒中后病情稳定,若血压持续 ≥ 140/90mmHg,无禁忌证,可于起病数天后恢复使用发病前服用的降压药物或开始启动降压治疗。

6. 血糖监测 急性缺血性脑卒中应该注意与血糖异常的患者进行鉴别,血糖<2.8mmol/L 或>22.22mmol/L 都会出现与脑卒中相同的症状,则不能给予静脉溶栓治疗,如果血糖异常,应该给予纠正,若血糖超过 10mmol/L 时可给予胰岛素治疗,进行血糖监测,将高血糖患者血糖控制在 7.8~10mmol/L。血糖低于3.3mmol/L 时,可给予 10%~20% 葡萄糖口服或注射治疗,达到正常血糖。

7. 影像学评估 如果发病时间明确,评估脑 CT 是否存在明显早期脑梗死低密度改变,如 CT 已经明确显示此次梗死的责任病灶,或脑 CT/MRI 提示大面积梗死(梗死面积>1/3 大脑中动脉供血区),则不能给予静脉溶栓治疗或血管内取栓治疗。如果患者发病时间不能明确,或者发病时间超过 4.5 小时但仍存在缺血半暗带的情况下,多模式影像如 DWI/FLAIR 失匹配、MRA/DWI失匹配可能有助于识别适于阿替普酶静脉溶栓或血管内取栓患者。

(三) 缺血性脑卒中医养结合的远程健康教育

1. 缺血性脑卒中的快速识别 首先确定患者是否为急性脑卒中,院前最简洁快速的评定方法就是面、手、言语、时间快速评分(the face arm speech time,FAST)、FAST 使通过观察患者一侧面部是否出现无力和 / 或麻木、一侧手臂是否出现无力和 / 或麻木、言语是否模糊或者困难、无法理解这三种体征。如果这三种体征有一项是阳性,并且伴有眩晕、头痛、视物缺损、平衡障碍,而且是突然发病则应考虑为急性脑血管疾病,应该立即联系急救中心。

2. 缺血性脑卒中患者的健康教育 脑血管疾病的危险因素包括可预防和不可预防两类,应该积极控制可预防的危险因素,从而减少脑血管病的发生和复发。医养结合远程服务应用线上线下混合式宣教方式进行健康教育。

(1)建立脑卒中后患者疾病健康档案,线上通过与医疗机构、社区医务人员共同协作,建立个人疾病健康档案,并且实行实时共享,建立脑卒中后人群的疾病健康档案可以提高该人群用药依从性、危险因素的控制和卒中危险因素的知晓率。

(2)制作脑卒中患者相关小视频,将各种饮食、功能锻炼、压疮图片及预防方法等制作成视频录像,告知患者及家属脑卒中的发生与基础疾病、生活习惯、情绪等方面有很大关系,使脑卒中患者对如何维护健康、自我护理和疾病的康复锻炼等知识有所了解,提高患者及家属的依从性。

(3)线下上级医院对于需要二级预防的脑卒中后患者要在患者出院时,要强调建立疾病健康档案的重要性,告知患者出院后进行二级预防对于脑卒中的再发有决定性作用,提高患者及家属对于建立疾病健康档案的重视。医务工作者要结合线上疾病健康档案信息对患者进行分组,分期分批对患者进行药物服用情况进行调查,与患者及家属进行深入沟通,排除患者及家属对疾病的恐惧、焦虑情绪,降低卒中后抑郁的发生和卒中再发的风险,进一步提高脑卒中后患者的生活质量。

3. 远程医疗结合下缺血性脑卒中患者生活方式的调整 缺血性脑卒中的控制主要从以下几个方面:危险因素的控制,抗血小板药物的应用,抗凝药物的应用。

(1)危险因素的控制:脑卒中的危险因素包括高血压病、脂代谢异常、糖代谢异常和糖尿病、生活习惯及其他疾病。

1)高血压病:高血压是脑卒中最重要的危险因素,70%缺血性脑卒中患者均可诊断为高血压病,但我国对于高血压的知晓率、治疗率、控制率均较低。对于既往进行降压治疗的缺血性脑卒中患者,发病数日后收缩压≥140mmHg或舒张压≥90mmHg,应启动降压治疗。对于既往有高血压病且长期口服降压药物的患者,如果没有绝对禁忌,建议发病后数日应重新启动降压治疗。

2)脂代谢异常:胆固醇水平是缺血性脑卒中复发的重要因素,降低胆固醇水平可以减少缺血性脑卒中的发生、复发和死亡。对于非心源性缺血性脑卒中患者可给予高强度他汀类药物长期治疗,当低密度脂蛋白(LDL-C)下降≥50%或≤1.8mmol/L时,二级预防更有效。对于LDL-C≥2.6mmol/L时,可给予强化他汀类药物治疗。如果患者由于颅内大动脉粥样硬化性狭窄导致的缺血性脑卒中,建议给予长期强化他汀类药物进行治疗。长期使用他汀类药物治疗总体上是安全的,但治疗期间,需监测转氨酶、肌酶,如果患者出现转氨酶超过3倍正常值上限,肌酶超过5倍正常值上限,或出现指标异常相应的临床表现,应及时减药或停药观察。

3)糖代谢异常和糖尿病:在缺血性脑卒中患者中,60%~70%存在糖代谢异常或者糖尿病,其中主要以餐后高血糖为主要类型,与此同时,糖尿病也是缺血性脑卒中患者临床预后不良的重要危险因素。对于没有合并症的糖尿病患者,早期应该严格控制血糖,自我监测血糖有助于控制血糖水平,尤其是对于使用胰岛素治疗糖尿病的患者。必须对糖尿病或糖尿病前期患者进行生活方式或药物干预,监测空腹血糖、糖化血红蛋白及多点血糖。严格将糖化血红蛋白控制于6.0%~6.5%。

4)生活习惯:吸烟和被动吸烟均是首次脑卒中的明确危险因素,在我国,不吸烟的女性发生脑卒中的风险与其丈夫吸烟所带来的被动吸烟密切相关,戒烟有助于降低脑卒中的风险,建议缺血性脑卒中患者戒烟、避免被动吸烟、远离吸烟场所。饮食方面主要建议饮食多样化,低钠高钾的摄入会降低血压,进而降低脑卒中的风险,强调水果、蔬菜、蛋白质和脂肪的摄入平衡。身体活动可降低脑卒中的风险,且不受性别或年龄的影响,应该选择适合自己的运动项目,健康成年人建议每周至少3~4次中等强度的运动。

(2)抗血小板药物的应用:抗血小板治疗能显著降低缺血性脑卒中患者的复发风险,抗血小板药物包括:阿司匹林、氯吡格雷、替格瑞洛、阿司匹林与双嘧达莫复方制剂和噻氯匹定。对于非心源性缺血性脑卒中患者主要给予抗血小板药物而非抗凝药物,在发病24小时内,具有脑卒中高复发风险(ABCD2评分≥4分)的急性非心源性TIA或轻型缺血性脑卒中患者(NIHSS评分≤3分),应尽早给予阿司匹林和氯吡格雷联合治疗21天,但需严格观察出血风险,此后可单独给予其中一种药物进行二级预防。发病30天内伴有症状性颅内动脉严重狭窄(狭窄率70%~99%)的缺血性脑卒中患者或TIA患者应尽早给予阿司匹林和氯吡格雷联合治疗90天,此后单独给予其中一种药物进行二级预防即可。伴有动脉粥样硬化的缺血性脑卒中患者建议给予单联抗血小板和他汀类药物治疗。不建议缺血性脑卒中患者长期应用双联抗血小板药物治疗。

(3)抗凝药物的应用:缺血性脑卒中急性期抗凝治疗虽然已经应用很久,但抗凝治疗并不能降低患者的病死率和残疾率,抗凝治疗虽然能够降低缺血性脑卒中的复发率、降低肺栓塞和深静脉血栓形成的发生率,但却增加症状性颅内出现的概率,所以对于大多数急性缺血性脑卒中患者早期并不建议使用抗凝治疗。缺血性脑卒中的病因主要是大动脉粥样硬化性和栓塞性,心房颤动是导致栓塞性脑卒中的主要原因,心房颤动的患者口服抗凝药物能够有效防止缺血性脑卒中的发生,可以使脑卒中发生风险降低60%以上。因此对于伴有心房颤动的缺血性脑卒中患者建议给予华法林口服抗凝治疗,使INR维持在2.0~3.0之间,也可选择达比加群、利伐沙班等新型口服抗凝剂,如果不能接受抗凝治疗,建议应用抗血小板治疗。

(四)缺血性脑卒中的远程医疗服务指导

1. 社区与上级医院联合管理(社区-医联体模式) 在社区疾病健康档案建立的基础上,上级医院指导社区医院对患者进行脑卒中二级预防管理,可以弥补社区医疗条件的差、指导脑卒中二级预防相关知识不成熟的地方社区医院。我国曾推出SMART项目,即规范化脑卒中二级预防干预流程向基层医院进行推广,建立"大医院-基层医院-患者"的辐射模式。由上级医院串联社区医院,培训社区医生、指导社区医生进行脑卒中二级预防管理和健康宣教。医院-社区-电话随访与短信服务可以提高脑卒中患者出院后的用药依从性和危险因素的控制达标率。可以建立一个由1名医生及3名护理人员构成的医院健康小组,为社区健康管理提供技术支持与咨询,社区医务人员主要负责卒中后人群的健康档案管理、随访、记录,医院健康小组主要负责把控脑卒中的二级预防,使社区医务人员在遇到问题时能够及时得到反馈,使脑卒中二级预防干预模式形成"上级医院 - 社区医院 - 患者 - 社区医院 - 上级医院"的闭环,建立以"患者为中心"的社区 - 医联体脑卒中二级预防干预模式,从而降低脑卒中后人群的复发率。

2. 互联网医疗综合服务 脑卒中人群的二级预防需要规范、长期的指导与自我管理。大部分患者不能在饮食、运动、生活习惯和控制危险因素等方面长期遵从医嘱,卒中后人群的依从性在出院后经常随着时间的延长而降低。随着互联网的发展,网络平台和微信等已然成为人民群众生活中不可缺少的一部分;自 2019 年末,新型冠状病毒肆虐全球,在我国也处于持续存在的状态。这对脑卒中人群就诊于社区医院及上级医院都带来很多不便,因此互联网医疗服务成为新时代患者与医生的沟通模式。首先提倡各医疗机构建立互联网医疗服务系统,联合各个学科专业,如神经内科、心理科、营养科、针灸科、康复科及护理部等,通过网络平台建立数据库,使患者的信息和需求在不同学科的医务人员之间即时共享,各学科专家可以及时调整药物治疗方案、干预生活方式、预防卒中后抑郁、监督患者康复针灸的依从性及指导患者家属护理方面的知识。可以建立微信群或 QQ 群,病友之间可以互帮互助、互相激励,提高彼此的积极性,群中医务人员可以通过相关专业知识的短视频对卒中二级预防进行宣传教育,可以极大地提高卒中后人群的参与度与危险因素控制达标率。互联网医疗综合服务可以促进双向转诊制度的完善,使医疗资源极大地有效利用起来,让脑卒中患者的二级预防管理更加人性化、高效化。

(五) 缺血性脑卒中治疗后再评估与调整

缺血性脑卒中具有发病率高、复发率高、致死致残率高、疾病负担重的特点,在诊治缺血性脑卒中患者的过程中,我们会发现很多患者的梗死部位、面积几乎相同,但在积极给予溶栓、抗凝、抗血小板聚集以及早期进行康复治疗等,其神经及肢体功能恢复程度常常存在很大差异,故给予患者治疗后再评估对指导脑卒中临床干预具有重要意义。通过医养结合远程服务可以在线上对患者进行危险因素的分析,通过线上数据分析了解患者在控制危险因素方面是否具有很好的依从性。通过医养结合远程服务可以利用 FIM、NIHSS量表对患者的神经功能缺损程度进行评估,也可以应用 ABCD2、Essen 量表对患者的复发风险进行进一步评估,及时对患者及家属进行抗血小板聚集、他汀类药物的治疗以及其他药物的使用做出调整,通过远程协同服务对患者及家属对危险因素的干预进行调整,从而提高患者及家属的自律性与依从性。

二、阿尔茨海默病

阿尔茨海默病（Alzheimer's disease，AD）是一种进行性认知障碍和行为损伤为主要特征的神经系统变性疾病，主要表现为记忆障碍、失语、失用、失认、视空间能力损伤、抽象思维和计算力损伤、人格和行为改变。至 2015 年，全球患 AD 数量约为 4 700 万。AD 占全部 AD 的 50%~70%，是最常见的 AD 类型。在全国范围内开展的多区域流行病学调查结果显示城市人口的 AD 患病率为 4.40%，而农村人口的 AD 患病率为 6.05%，提示农村人口的 AD 患病率高于城市人口。建立医养结合远程协同服务系统，可以让医疗条件不发达地区的 AD 患者实现早发现、早诊断、早治疗，还可以让 AD 患者及照料者得到实时的病情评估和护理培训，医护同时通过远程协同服务对 AD 患者及家庭进行治疗、康复方案做出调整。我国人口老龄化进程的加剧带来了老年相关疾病的增长，其中以老年 AD 最为多见，而医养结合远程服务对于 AD 患者既可以起到随时调整治疗方案的医治作用，又可以起到随时对照料者的养护培训，最终达到有效延缓 AD 患者的病情进展，提高 AD 患者家庭的生活质量。

（一）阿尔茨海默病及医养结合远程协同服务适合人群

1. 阿尔茨海默病线下就诊情况　目前综合性医院 AD 患者就诊量少，是同期神经内科门诊就诊量的 3.1% 左右，与社会人口老龄化及 AD 高发病率不相符，而首诊的 AD 患者多为重度 AD，轻度 AD 很少见，这早已失去了治疗 AD 的最佳时机。AD 患者就诊情况不理想可能与患者缺乏不适主诉，没有求医要求，照料者又缺乏 AD 的科普知识，部分家属误认为是"老糊涂"的正常现象，认为不需要就医，或者对就医期待很高，认为治疗没有明显改善而拒绝坚持治疗。医务人员对 AD 的认知状况也决定着该病的诊治水平，但目前我国医务人员对 AD 的认识情况堪忧，医务工作者对 AD 的识别能力较低、对正常老化与认知障碍的鉴别诊断水平不高，易导致 AD 诊断延误。并且由于医疗资源有限，大多数患者需回家进行康复护理，由于患者家属缺乏专业、系统的康复护理知识而使其病情进展加快。医养结合是以健康老龄化为基础目标提出的全程托护式新型养老护理模式，集医疗、护理、保健、康复、养老与临终关怀等于一体，将医疗和养老资源融合，以提高 AD 患者的生活质量。临床用药指导旨在提高患者及其家属对治疗药物的认知程度，纠正其服药会影响智力等观念，以改善患者的服药依从性，继而改善其健康状况。

2. 阿尔茨海默病的转诊情况　AD 和其他神经退行性 AD 亚型都是进行性的、不可逆转的脑部疾病，导致记忆和其他足以影响日常生活活动的认知功能下降。AD 患者必须表现出以下特征：认知改变，在数月至数年内逐渐发作；以下有至少两个认知领域受损：记忆、语言、视觉空间或执行功能（记忆是最常见的受损);损害导致日常活动或工作功能显著下降;其他神经系统疾病(包括脑血管疾病)、精神疾病、全身性疾病或药物不能解释症状。当患者不符合 AD 诊断标准时,可以诊断为轻度认知功能障碍(mild cognitive impairment,MCI)。MCI 是 AD 的早期阶段,患者主要表现为认知功能轻度下降但日常生活能力不受影响。MCI 的诊断标准主要是:①患者或知情者报告,或有经验的临床医师发现认知损害;②存在一个或多个认知功能域损害的客观证据(认知测试);③复杂的工具性日常能力可以有轻微损害,但保持独立的日常生活能力;④尚未达到 AD 的诊断标准。认知障碍症状往往是渐进和隐匿的。患者可能会隐藏症状,因此很难在有时间限制的情况下检测到轻度的认知障碍。以办公室可能出现的认知障碍症状为例,如出现错过办公室预约、经常或不适当地打电话给办公室。如果患者出现轻度认知功能障碍需及时进行进一步评估。基层医务人员可以通过医养结合远程服务实时分享患者的认知功能评估过程,将患者的临床资料共享给上级综合医疗机构,由专家会诊后给予治疗方案。如果患者的病情已经超出轻度认知功能障碍,考虑转诊于上级定点医疗机构,需及时通过医养结合远程服务系统预约患者就诊时间,安排记忆门诊为患者进行诊治,避免由于诊治烦琐降低患者及家属对诊治的依从性,从而导致患者病情进一步恶化。

（二）阿尔茨海默病远程协同服务的数据采集及评估

远程协同服务在线上收集患者的临床资料,实现信息共享,传播健康知识,进行健康管理和健康咨询等服务;线下由医疗机构、社区卫生服务中心、养老机构等提供医疗和养老服务。通过线上和线下有效衔接,提高资源利用和服务的及时性,特别是对 AD 患者,可以实现上级医师对患者认知功能障碍程度最直观的评估。

1. **病史采集**

(1)现病史采集:详细采集认知障碍的起病时间、形式、具体情况,是否进展、是否给予治疗及转归。异常行为是否对日常生活或社会功能产生影响,是否伴有焦虑、抑郁等精神异常、发病前是否有其他诱因存在。如神经变性病导致的 MCI 一般隐袭起病,持续进展,无其他疾病导致,常常无神经系统阳性体征。如果为血管性或感染性,一般有神经系统局灶性体征,原发病稳定后,认知会有一定程度好转,如原发病再反复,认知障碍可呈阶梯样进展。

(2)既往史采集:详细采集既往病史,尤其注意询问是否有导致认知功能障碍的疾病和诱发因素,如脑血管疾病、脑炎、抽搐、中毒、药物滥用、抑郁及遗传性疾病等,为认知功能障碍寻找病因,最好和照料者或者共同生活的亲属进行询问病史。

2. **体格检查采集**　怀疑 MCI 的患者应该进行详细的体格检查,包括一般体格检查和神经系统检查。体格检查可以由下级医师进行完成,通过视频传送、查体记录传送或者实时视频连线进行采集。

(1)一般体格检查:包括心率、血压、体温、皮肤黏膜、心脏、肺脏等,判断是否由于其他系统疾病导致认知功能障碍。

(2)神经系统检查:主要包括意识水平、高级皮质功能检查(判断力、理解力、计算力、定向力等)、脑神经、运动系统、感觉系统、反射及脑膜刺激征等。不同的神经系统阳性体征提示着不同的病因,如 AD 等变性病导致的皮质性 MCI 早期不出现神经系统阳性体征;帕金森等皮质下 MCI 早期即可出现锥体外系体征(运动减少、肌张力增高、震颤、舞蹈症等);其他疾病导致的 MCI 多有神经系统局灶性体征(肢体瘫痪、病理征阳性等)。详细的体格检查可以协助早期识别 MCI 及预测是否存在进展可能,如步态、嗅觉、听力等。MCI 患者步态多表现为起步困难、步态缓慢、步幅小、容易跌倒。步态缓慢的人群认知功能明显下降,提示步态可能是早期识别认知功能障碍的一种简便无创的生物标志物。嗅觉障碍也是识别 MCI 的常见指标,而且可以预测认知功能的人群的认知功能下降及预测向 AD 的转化,而听力下降与认知功能障碍的风险呈一定的相关性。所以体格检查,如步态、嗅觉、听力等结合神经心理学测试有助于早期识别 MCI 及预测 MCI 的进展。

3. 神经心理评估采集

(1)认知功能评估:认知功能是大脑反映客观事物的特征、状态及其相互联系,并揭示事物对人的意义与作用的判断能力,是一种高级心理功能。

1)总体认知功能筛查:简易精神状态检查表(mini-mental state examination, MMSE)在鉴别正常人与 MCI 有一定的敏感度。蒙特利尔认知评估(Montreal cognitive assessment,MoCA)涵盖的认知领域较 MMSE 广,包括注意与集中、执行能力、记忆、语言、视空间结构技能、抽象思维、计算力和定向力,是专门筛查 MCI 的,在筛查 MCI 时有较高的敏感度。MoCA 在筛查正常人与 MCI 时更加准确。我国对社区老年人文化水平进行了划分:文盲组 ≤ 13 分、小学组 ≤ 19 分、初中及以上组 ≤ 24 分。

2)记忆力评估:记忆障碍是遗忘型 MCI 的核心症状,词语学习测验对识别正常老年人和遗忘型 MCI 的敏感度较高,而血管性 MCI 和其他皮质性 MCI 中损害较轻,词语学习测试长时延迟回忆能正确区别血管性 MCI 和 AD 性 MCI 患者。词语学习记忆包括 Rey 听觉词语学习测试、California 词语学习测试等。California 词语学习测试在鉴别向 AD 转化的 MCI 优于其他词语学习测试。延迟自由线索回忆(free and cued selective reminding test,FCSRT)在鉴别 MCI 时有很好的敏感度和特异度,对预测 MCI 向 AD 转化有较好的价值。在进行评估的过程中,诊断 MCI 时,尤其是对高智商的人群,纵向比较非常重要,如果患者检查结果在正常范围,但与以前比较有明显的下降,也应该视为异常。

3)执行能力的评估:执行功能包括一系列认知过程,如精神抑制、计划、精神灵活性、更新、控制能力等。MCI患者常常受累,执行能力受损是MCI可否转化为AD的危险因素。连线测验能够很好地反映患者的执行能力。除连线测验外,数字符号转换测验也可以检测执行能力,对区别正常老年人和MCI患者特异度较好。

4)语言能力评估:部分AD患者早期即出现语言障碍,患者表达、命名和理解能力减退,语言评估有助于该类MCI的诊断,比如额颞叶AD、进行性非流利性失语和语义性AD。词语流畅性测验、汉语失语成套测验可对该类患者进行评估。

5)视空间结构能力评估:视空间结构能力损害与顶枕叶病变相关,可用于与AD进行鉴别,常用的评估测验包括图像临摹,如交叉五边形、立方体、画钟测验等。

6)计算机认知功能评估:计算机认知功能评估是近些年刚刚发展起来的,与传统的神经心理学评估相比,计算机减少了人为的误差,计算机量表包含了工作记忆、视觉记忆、执行功能等多个领域的测试,适用于多种语言、多个年龄段、多种文化传统的受试者,在鉴别MCI和正常人群方面有较高的灵敏度和特异度。计算机管理的MCI筛查系统是专门为初级保健医师设计的,在中学以下文化程度者敏感度和特异度均能达到100%,在受教育程度13年以上者敏感度也能达到100%。

(2)日常和社会能力的评估:日常能力包括基本日常能力(basic activities of daily living,BADL)和工具性日常能力(instrumental activities of daily living,IADL),BADL是指独立生活所需要的最基本能力,比如穿衣、吃饭、洗澡、吃药等,IADL是指复杂的日常或社会活动能力,比如理财、购物、出访等。如果患者基本日常生活能力正常,工具性日常生活能力或社会功能有轻度损害,可诊断为MCI。研究显示,工具性日常能力和社会功能(购物、使用公交工具、理财等)受损可用于预测MCI向AD转化。

(3)精神行为异常的评估:MCI患者精神行为异常的概率介于正常老年人与AD患者之间,在门诊MCI患者有一种精神行为异常的比例占36%~70%,其中淡漠、抑郁、焦虑和夜间行为紊乱是最常见的症状。精神行为异常是MCI向AD转化的危险因素,即便是轻微的精神行为异常症状也会增加MCI向AD或者AD转化的风险。精神行为症状的数量越多,程度越重,转化为AD的风险就越高,恶化速度也越快。

4. **体液检测采集**　实验室体液检测对MCI的病因诊断和鉴别诊断具有

重要的意义,主要由以下几个方面构成:

(1)血液检测:由于代谢、中毒、感染等因素均可以导致认知功能障碍,所以相关的检测有助于疾病的鉴别诊断。血液检测对伴有意识混乱、病情进展迅速或者症状不典型的患者的鉴别诊断有重要的参考价值。血液检测可以揭示疾病的病因,发现潜在的危险因素,也可以发现潜在的伴随疾病或者并发症。所有首次就诊的 AD 患者需要完善红细胞沉降率、全血细胞计数、电解质、血钙、血糖、肝肾功能、甲状腺素水平、维生素 B_{12}、梅毒血清学检测及艾滋病相关检测。

(2)脑脊液检测:脑脊液中 Tau 蛋白能够反映颅内神经元和轴索变性,Aβ42 降低则反映了类淀粉蛋白的沉积,两者都与 AD 的特征性病理变化有关。脑脊液中 Tau 蛋白增加和 Aβ42 降低还预示着遗忘型 MCI 向 AD 转化的指标,与稳定的 MCI 相比,发展为 AD 的 MCI 患者的平均 Aβ42 水平低,总 Tau 蛋白水平高,两者联合预示转化的敏感度和特异度都较高,即患者脑脊液中 Aβ42 降低及 Tau 蛋白升高同时出现,其进展为 AD 的可能性极大。其中磷酸化的 Tau 蛋白的异常也是诊断 MCI 的有效指标。但脑脊液检测的异常尚无统一的标准,该技术的标准仍在探索中。

5. **影像学采集**　神经影像学检查是诊断 AD 的常用手段,对该疾病的鉴别诊断也起到重要作用。

(1)头颅 CT:由于头颅 CT 快速、方便且价格经济,该检查是 AD 患者中首选的神经影像学检查,但是头颅 CT 对脑部细微结构(脑干、海马及嗅皮质)不能准确显示,所以难以对 AD 的进行诊断和鉴别诊断。

(2)头颅 MRI:头颅 MRI 对颅内结构显影清晰,能够显示大脑不同的病变,如梗死、白质病变、肿瘤、萎缩等。遗忘型 MCI 最常见的脑局部变化是海马和嗅皮质的萎缩,海马体积的变化是鉴别遗忘型 MCI 和健康人群的最敏感指标,而嗅皮质对于鉴别二者的敏感度不如海马高,但结合二者能够使敏感度提高。海马和嗅皮质萎缩还是预示着 MCI 向 AD 转化的可靠指标。除了观察海马和嗅皮质的变化,还可以通过 MRI 观察皮质灰质是否减少,脑室是否增大,白质高信号是否增多,虽然缺乏特异性,但对 AD 早期诊断有一定意义。

(三)阿尔茨海默病医养结合的远程健康教育

1. **AD 患者的健康教育**　AD 是一个连续的病理过程,早期识别、早期诊断和早期治疗可有效延缓患者病情进展,提高患者生活质量,但早期 AD 患者病情较轻,常不能引起患者家属及首诊医生的足够重视,由于对 AD 发病原因、症状及预后缺乏基本认识和了解,部分 AD 患者及其家属认为 AD 就是正常老化、是老年人身体的自然反应、无须到医院进行诊治;部分 AD 患者及其家属因对 AD 存在病耻感而不愿就医,这在一定程度上影响了 AD 患者及早就诊、治疗。

最初的诊断工作集中在疾病早期阶段的患者,并且直到最近才认识到在疾病症状出现前的临床前 AD 的重要性。随着疾病的进展,患者的认知从完全保存的初始阶段变为以 AD 为特征的最后阶段。最初的无症状阶段,称为临床 AD,其特征是一系列病理生理学标志,在症状出现前约 20 年开始出现。AD 具有长期无症状阶段的特征,该特征是在发生实质性不可逆神经元功能障碍或丧失之前的阶段,所以对无症状高危人群开展干预显得颇为重要。AD 的一级预防策略是基于识别风险因素并降低风险、早期发现疾病临床前阶段的病理生理标志。首先,我们总结了几个 AD 风险因素的证据,这些因素是建立一级预防计划和修订当前一级预防策略的基本原理。风险因素主要包括糖尿病、高血压、吸烟、抑郁、精神不活动、缺乏运动、不良饮食、肥胖和低学历。尽管其中一些因素仍存在争议,但多达三分之一的 AD 病例可能归因于这些因素,因此 AD 是可以预防。

2. 远程医疗结合下 AD 患者健康管理　首先建立信息化健康管理模式,该模式不但能够更全面完整的为阿尔茨海默病高危人群的健康管理路径提供基础数据和参考依据,还能帮助阿尔茨海默病高危人群形成健康的行为习惯,降低发病率。开发一个直观,易于使用的平台,可以在计算机技能有限的老年人中广泛使用。通过人群互联网咨询与信息录入,主要包括阿尔茨海默病的风险因素,通过互动平台提供多领域干预措施,以优化人群生活方式相关危险因素的自我管理,可以改善阿尔茨海默病的风险状况,降低认知能力下降的风险。

通过信息健康管理模式,社区卫生服务人员可以获得足够的管辖区域内人群的基本危险因素信息,社区卫生服务人员要对其进行分组、随访、反馈并给予干预,阿尔茨海默病高危人群健康管理的内容主要是以下几个方面:

(1)用药管理:AD 的可改变危险因素主要与心血管危险因素(糖尿病、高血压),糖尿病与 AD 风险增加有关。糖尿病可以通过直接影响大脑中的 Aβ 积累来增加风险,因为高胰岛素血症通过竞争胰岛素降解酶来破坏脑 Aβ 清除。而血压升高可能通过降低血脑屏障的血管完整性而增加 AD 的风险,导致蛋白质渗入脑组织,从而导致细胞损伤,细胞凋亡和 Aβ 积累增加。糖尿病、高血压等高危因素,一旦确诊需终身服药。但我国高血压病患者的服药依从性尚低。在高血压人群中服药率仅为 24.8%,血压控制在正常范围内的只有 5.8%。社区卫生服务人员帮助患者正确用药,提高服药依从性,保证疾病防治效果。

(2)饮食管理:饮食管理的目的是稳定患者的血压、血糖及控制体重,健康的饮食习惯可预防或延后相关疾病的发生。社区卫生服务人员根据高危人群存在的与饮食相关的危险因素,制订科学合理、个性化的饮食方案,利用限盐勺、控油瓶等工具帮助患者限制高盐、高脂饮食。健康的饮食习惯帮助规避高危因素。地中海饮食(Mediterranean diet,MD)也可以预防认知能力下降对 MD 的更高依从性,其认知衰退速度减慢,AD 进展减少,以及认知功能改善。坚持 MD 可能对记忆,执行功能和视觉结构有益。补充橄榄油或坚果的 MD 与改善认知功能有关。

(3)生活方式管理:吸烟与 AD 风险之间存在关联,吸烟可能通过几种机制增加 AD 风险,主要与氧化应激和炎症反应有关。将近 14% 的 AD 病例可能归因于吸烟,戒烟能够快速有效降低很多疾病的发病风险。建议限酒,男性每日所摄入的酒精含量应<25g,女性减半,不提倡通过少量饮酒的方法预防心脑血管疾病。身体活动对大脑健康有益,这可以通过多种机制来解释,包括激活大脑可塑性,促进脑血管形成,刺激神经发生,降低炎症水平,甚至降低淀粉样斑块形成的速度。与久坐行为相比,体力活动水平高的人的 AD 风险降低了一半。参与锻炼计划的人群可显著改善健康老年人的认知功能。体重与认知能力之间存在 U 形关系:低体重和高体重均与 AD 和认知障碍风险增加有关。对于管辖人群加强控制体质量,$BMI \geqslant 24kg/m^2$ 即为超重,肥胖者应提高疾病风险意识,科学运动,将体重控制在合理范围内,减少阿尔茨海默病的发病风险。

(4)心理干预及健康教育:在阿尔茨海默病的各种危险因素中,心理因素占据非常重要的位置。健康教育的干预对提高阿尔茨海默病高危人群疾病预防的依从性也极其重要,干预对象主要有健康人群,教育内容包括阿尔茨海默病相关危险因素和阿尔茨海默病早期症状等,能够增强社区管辖区域人群的自我管理意识。

(5)教育水平干预:认知,社会和智力活动与高等教育和职业相结合,通过增加认知储备,大脑抵抗神经病理学损伤影响的能力,可以降低认知能力下降和 AD 的风险。从事精神刺激活动的人不太可能发生 AD。全世界约有 19% 的 AD 病例可能归因于低教育程度。尽管经历了神经退行性改变,但有助于建立认知储备,使个体能够继续正常运作,这对疾病发作有很大影响。最近强调了双语对大脑储备以及 AD 风险和认知的有益影响。研究表明,终身双语可能通过促进认知储备并因此防止神经变性而将 AD 的发作延迟约四五年。

(四)阿尔茨海默病的远程医疗服务指导

早期发现、早期诊断和早期治疗;AD 的二级预防,即对于 MCI 的预防,此阶段是否需要用药,目前国内外还没有明确的指南推荐。AD 的轻度认知障碍阶段与痴呆阶段是疾病连续的病理生理过程的不同阶段,在 AD 的轻度认知障碍阶段就可以检测到导致 AD 发病的病理生理标志物,只是严重程度与临床症状相关,介于 AD 与 MCI 之间。如果能在 AD 的轻度认知障碍阶段开始用于痴呆阶段的胆碱酯酶抑制剂等药物治疗,是否可以改善患者的认知症状、延缓 AD 的发生呢? 临床实践中,我们得到的答案是肯定的。

1. **建立 AD 高危人群的个人健康档案**　随着人口年龄结构的变化和人口出生率的下降，我国已经进入快速老龄化阶段。由于老年人具有文化程度偏低、接收信息途径较少、健康意识淡薄及面临较大疾病风险的老年特征，同时还有迁移的流动性特征，所以其在医疗卫生服务利用及健康档案建立方面具有一定的局限性。对老年人常见病就诊及健康档案建立情况的研究有待加强。为提高流动老年人的健康水平和社会保障水平，促进医疗卫生服务利用的可及性，有必要对老年人常见病就诊及健康档案建立。

个人健康档案的内容主要包括以下几方面：

个人基本信息：性别、年龄、身高、体重、饮食睡眠、吸烟饮酒习惯、家族史等反映基础健康状态的信息。

诊疗信息：个人在医疗机构看病时所得到的病历，即病历上记载的个人医疗信息，以及诊疗过程中形成的各项检查、化验的结果。

健康保健信息：主要指在定期体检中记录下来的相关健康信息。上述健康档案中包括的内容都是个人能够获取的，提高建立的可行性。

2. **加强社区卫生服务人员临床前 AD 的筛查与识别**　我国轻度 AD 患者和重度 AD 患者的就诊率分别仅为 14% 和 34%，49% 的病例被误认为是自然衰老的现象，错过了早期的最佳干预期。诊断标准、治疗方式缺乏统一的精准性和规范性是造成大多数人就医意愿低的主要原因。推动疾病的早筛早诊，把握黄金窗口期；明确疾病诊疗标准，提升医疗水平；构建完善相关社会保障生态体系，降低 AD 的患病率。AD 的二级预防主要是针对临床前 AD，其定义是 AD 的生物学而非临床，临床前 AD 可以通过使用生物标志物来定义。

生物标志物根据测量的神经病理学过程分组：A 为淀粉样蛋白，T 为 tau，和（N）为神经变性 / 神经元损伤。（N）生物标志物放置在括号中提示其尽管对分期有用，但对 AD 不是特异性的，因此不是诊断性生物标志物。AT（N）分类方案可以用以下假设进行阐释。脑脊液（CSF）中可检测到脑淀粉样 β（Aβ）病理，因为聚集倾向性 Aβ42 蛋白浓度降低，并且通过正电子发射断层扫描（PET）在脑中聚集，在临床症状出现前 15~25 年，tau 在症状出现前 10~15 年可在脑脊液中检测到，在疾病连续体的这一时期被认为是临床前，只有基于生物标志物的病理学证据，没有明显的认知临床症状。

神经丝轻链蛋白（neurofilament light chain，NFL）是神经细胞骨架的组成部分。它在脑脊液中的存在反映了神经元的损伤或退化，在包括 AD 在内的许多神经退行性疾病中可见 CSF-NFL 水平升高，其中 CSF-NFL 浓度在疾病的早期阶段开始增加并随着时间的推移继续增加。高水平与疾病进展相关，更明显的认知衰退和更快的脑萎缩。

血浆 NFL 与 CSF-NFL 相关，神经影像学标志物作为 AD 连续体中神经变性的指标,在 MCI 和 AD 患者中更高,甚至在纠正年龄后,与 AD 的认知能力下降和神经影像学生物标志物有关。在家族性 AD 的临床疾病发作之前,血清 NFL 浓度会增加 5~15 年,因此可能是神经退行性疾病发作地易于获取的生物标志物。

成像生物标志物可能有助于识别认知未受损个体的临床前 AD,包括使用 PET 测定的淀粉样蛋白和 tau 聚集负荷,以及通过结构磁共振成像(MRI)和葡萄糖低代谢测量的神经变性和神经元损伤 FDG-PET,用氟脱氧葡萄糖PET(FDG-PET)测量的葡萄糖代谢下降标志物,用 MRI 评估的海马萎缩或皮质变薄,由髓样细胞上表达的 CSF 可溶性触发受体评估的小胶质细胞活化 -2(TREM2)水平,或神经元损伤标志物,如神经丝轻蛋白这些生物标志,也可用于鉴定二级预防研究的临床前人群。对每种药物敏感性的已知限制意味着阴性扫描并不能证明在所有情况下都不存在 Aβ 沉积物。

对于尚未表现出 AD 病理征象的高风险人群应该给予重视,显性遗传阿尔茨海默病人群具有常染色体显性高渗透性突变的年轻健康个体,这些突变导致常染色体显性 AD 几乎 100% 的确定性,并且在估计年龄之前长达 15 年在疾病发作。AD 家族的无症状 PSEN1E280A 突变携带者,18 岁及以上没有Aβ-PET 病理学证据的人群都应该给予重视,社区医务人员需要进行随访、并给予药物干预。

3. **加强自我和护理者对临床前 AD 的早期识别** 主观认知下降(subject cognitive decline,SCD)与进展为 MCI 和 AD 的风险增加相关,并可能是 AD的首发认知症状之一,与生物标志物阳性相关。SCD 在临床前 AD 中可检测到,使用自我和护理者的主观记忆问卷和神经心理学评估,包括 PACC(The Preclinical Alzheimer Cognitive Composite),Ecog(Everyday Cognition)scale 和CCI(Cognitive Change Index)等工具。SCD-plus 标准包括对其他领域的记忆障碍,过去 5 年或 60 岁以上认知障碍的发生,对认知能力下降的担忧比同龄人更差,护理者确认认知能力下降。但是,SCD 也可能与包括抑郁和焦虑在内的精神症状相关,其存在可能会混淆 SCD 的评估。

行为和性格的改变,更好地定义为神经精神症状(neuropsychiatric symptom,NPS),NPS 经常在认知障碍之前出现。发生 AD 的患者通常被给予精神病学诊断神经退行性疾病的早期表现;因此,需要更好地了解 NPS 作为认知衰退和 AD 的潜在标志物。

轻度行为障碍(mild Behavioral impairment,MBI)是一种经过验证的综合征,其特征在于这些晚期获得性和持续性 NPS,并将其作为认知衰退和 AD 的风险状态。对于一些临床前个体来说,MBI 是神经退行性疾病的指标,在认知障碍之前可以出现。早期检测构成 MBI 的 NPS 可能有助于在临床前或前驱阶段早期检测 AD。

　　睡眠不足与老年人认知能力下降有关,白天过度嗜睡(excessive daytime sleepiness,EDS)可导致认知能力下降。此外,EDS 与淀粉样蛋白阳性有关。睡眠时间短(每晚小于 6 小时)导致更大的淀粉样蛋白负荷;睡眠时间延长(每晚大于 9 小时)可增加 AD 风险,这表明睡眠中断可能是神经退行性疾病的早期标志。在临床前 AD 中,睡眠效率最低的人与睡眠效率最高的人相比,Aβ 升高的可能性高 5 倍。在有 AD 风险的人群中,主观睡眠质量较差,睡眠问题增加,EDS 显示与 Aβ 和 tau 增加有关;基线 EDS 与非 AD 老年人中 Aβ 积累增加有关,这表明 EDS 的存在表明对与 AD 相关的病理变化的脆弱性增加。由于睡眠与 AD 之间的关联是双向的,治疗晚年睡眠障碍可能有助于预防或减缓 AD 的发展。

(五) 阿尔茨海默病治疗后再评估与调整

　　随着我国人口步入老龄化,近年来 AD 患者数量持续增多,AD 防控形势更为严峻。当患者出现认知障碍的主诉时,首先寻求社区医师的帮助,社区医务人员必须提高 AD 社区筛查和诊断率,所以建立医养结合远程服务是必要的。通过医养结合远程服务可以将大型综合医院与基层医疗卫生机构形成医联体,对 AD 患者实现双向转诊、联系性管理具有重要意义,通过远程服务可以及时对患者进行认知功能量表的评估,实时传送神经影像学检查,实时分享患者查体情况,通过这些实时诊疗,可以及时对患者的用药及生活进行调整和干预。通过医养结合远程服务可以加强全民科普宣传,还可以提高基层医务工作者对 AD 的识别和诊治能力。使得 AD 预防的理念深入人心,在人群中真正做到对于 AD 的早发现、早诊断和早治疗,将会大大降低 AD 的发生率,减轻社会与患病家庭的经济与精神上的负担(图 4-1-1)。

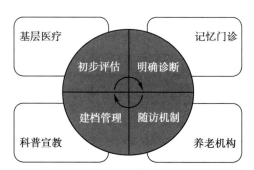

图 4-1-1　新型 AD 患者医养结合管理模式示意图

(陈慧楠　孙鸿雪　许姝婷　田　慧)

第二节　循环系统疾病医养结合远程协同服务

一、高血压

(一)高血压及医养结合远程协同服务适合人群

1. **高血压的概述**　我国是高血压大国,约有 2.7 亿高血压患者,18 岁以上人群患病率为 27.9%,65 岁及以上人群患病率为 50%,其中 80 岁以上高龄人群患病率为 90%。高血压患病率在老年人群中随增龄而显著增高,男性患病率为 51.1%,女性患病率为 55.3%。老龄化是我国 21 世纪面临的重大社会问题,高龄患者高血压患病率更高,我国居民死亡率最高的一类疾病为心脑血管疾病,而高血压是心脑血管疾病最重要的基础病因。高血压可以但不仅仅造成心、脑、肾、眼等多个脏器的损伤,严重时可并发脑卒中、心力衰竭、肾衰竭等致命性并发症。据统计,在 2017 年我国因高血压死亡的人数高达 254 万,其中卒中死亡占比 69%、缺血性心脏病死亡占比 54%、其他心血管疾病死亡占比 41%,另外 43% 的患者死于慢性肾脏病。近年来,随着我国经济的飞速发展,人民生活质量逐渐提高,健康意识越来越强,高血压的控制率逐年上升,但距离"健康老龄化"还有很大差距。老年人作为一类特殊群体,其高血压的控制率尤为重要,通过控制高血压减少心脑血管的发病率及死亡率,不仅能减轻家庭的负担,更能减轻全社会的负担。

2. **高血压医养结合远程协同服务适合人群**

(1)既往无高血压病史,但存在高血压危险因素的人群:对存在高血压患病危险因素的人群进行系统筛查,可提高高血压的检出率。建议将以下人群纳入医养结合远程协同服务项目:①高血压前期,收缩压 120~139mmHg 和 /或舒张压 80~89mmHg;②年龄 ≥45 岁;③超重和肥胖,BMI ≥24kg/m^2,或中心性肥胖(男性腰围 ≥90cm,女性腰围 ≥85cm);④有高血压家族史;⑤高盐饮食;⑥长期大量饮酒;⑦吸烟(含被动吸烟);⑧缺乏体力活动;⑨长期精神紧张。此外,建议血脂异常、糖尿病人群进行血压监测管理。

(2)已确诊高血压,且已经完善降压治疗方案,但血压控制仍不稳定,需长期监测血压,调整降压药物的人群。医养结合远程协同服务可以指导其长期的治疗,维持血压稳定状态。

(3)已明确诊断高血压,且已经完善降压治疗方案,血压控制平稳的人群。医养结合远程协同服务不仅可以指导其后续的治疗,还可以做到长期、有效的跟踪及随访。

(二)高血压远程协同服务的数据采集及评估

1. **高血压的标准数据收集以及家庭血压自测** 高血压远程协同服务数据的采集及评估首先需明确患病人群以及患者能否配合高血压远程管理。老年高血压的定义,即年龄 ≥ 65 岁,在未使用降压药物的情况下,非同日 3 次测量血压,收缩压(systolic blood pressure,SBP)≥ 140mmHg 和 / 或舒张压(diastolic blood pressure,DBP)≥ 90mmHg,可诊断为老年高血压。对于已经诊断高血压,正接受药物治疗,血压在 140/90mmHg 以下,也列入服务对象。规范测量血压是诊断高血压、评估血压水平以及观察降压疗效的主要手段(表 4-2-1)。

表 4-2-1 血压水平的定义与分级

分级	SBP/mmHg		DBP/mmHg
正常血压	<120	和	<80
正常高值	120 ~ 139	和 / 或	80 ~ 89
高血压	≥ 140	和 / 或	≥ 90
1 级高血压	140 ~ 159	和 / 或	90 ~ 99
2 级高血压	160 ~ 179	和 / 或	100 ~ 109
3 级高血压	≥ 180	和 / 或	≥ 110
单纯收缩期高血压	≥ 140	和	<90

注:当 SBP 与 DBP 分属不同级别时,以较高的级别为准;单纯收缩期高血压按照收缩压水平分级。

(1)诊室血压:使用通过国际标准方案认证的上臂式医用电子血压计,并定期校准。使用标准规格的袖带(气囊长 22~26cm、宽 12cm),肥胖或臂围大者需使用大规格袖带。测量前被测量者安静休息至少 5 分钟,测量坐位、上臂血压,将捆绑袖带的上臂放在桌子上,与心脏处于同一水平。首诊时建议测量双上臂血压,取读数较高一侧的血压值。测量血压时,至少测量 2 次,间隔 1~2 分钟,若差别 ≤ 5mmHg,则取 2 次测量的平均值;若差别>5mmHg,应再次测量,取后 2 次测量的平均值。

(2)动态血压监测:动态血压监测可评估 24 小时血压昼夜节律、直立性低血压、餐后低血压等。应使用经国际标准方案认证的动态血压测量仪,并定期校准。动态血压监测指标包括 24 小时、白天(清醒活动)、夜间(睡眠)收缩压和舒张压平均值。通常白天每 30 分钟测量 1 次,晚上睡眠期间每 1 小时测量 1 次。应确保 24 小时期间血压有效监测,每小时至少有 1 个血压读数。有效血压读数应达到总监测次数的 70% 以上。

(3)家庭血压自测：对老年高血压患者，按照以上标准进行数据采集，采集的方法主要为家庭血压自测，《中国高血压防治指南》等多项权威指南都提出高血压患者坚持长期家庭血压自测的重要性。家庭自测血压可更准确地反应患者日常血压值，从而为调整治疗方案提供帮助。推荐使用经过验证的上臂式电子血压计，每年至少校准次。不推荐腕式血压计、手指血压计等其他部位的电子血压测量设备。建议晨起 1 小时内（服降压药物之前及餐前）或睡前测量血压。初诊高血压患者或高血压患者调整降压药物期间，建议连续自测家庭血压 7 天。血压控制平稳者，建议每周家庭自测血压 1~2 天。鼓励患者记录血压，进行自我管理。建议记录每次测量血压的日期、时间、收缩压、舒张压和心率。精神高度焦虑者，不建议频繁自测血压。

2. 高血压患者其他数据收集

(1)病史采集：发病年龄，血压最高值和基础值；伴随症状，药物使用情况及治疗效果；个人史及生活方式（如饮食结构，吸烟饮酒史等）；既往史：有无冠心病、外周血管疾病、心力衰竭、脑血管疾病、糖尿病、痛风、脂质代谢异常、睡眠呼吸暂停综合征、慢性肾脏疾病等。

(2)体格检查：双上肢血压、坐立位血压、身高、体重、腹围、心率、心律、大动脉搏动、血管杂音。

(3)实验室检查：血常规、尿常规、血生化、心电图、糖化血红蛋白、24 小时动态血压、超声心动图、颈动脉超声、肾脏超声、眼底检查、踝臂血压指数。

3. 发挥社区医院的重要作用　老年患者高血压的特点为血压波动大，易受相关因素影响，且多伴有多种合并症，综合用药较多，最需要个体化指导。老年患者行动不便，自理能力下降，社区医疗更能做好老年患者血压监测、筛查、危险分层、随访规范管理工作。患者应用电子血压计，将血压值上传至网络云端，建立数据库，医护人员可清晰地了解患者血压波动水平。社区医院建立老年高血压患者建立档案、评估分级，针对不同对象进行分类管理（表 4-2-2）。针对社区医院血压控制不佳的患者，全科医生可通过分级诊疗制度将患者转至上级医院进行治疗。

(三)高血压医养结合的远程健康教育

任何疾病都有其易患人群，高血压也是如此，具备下述几点特征的人群比较易患高血压：①超重和肥胖，BMI ≥ 24kg/m²，或中心性肥胖（男性腰围 ≥ 90cm，女性腰围 ≥ 85cm）；②家族史；③高钠饮食；④酗酒；⑤吸烟；⑥长期精神紧张。由此可见，一般健康教育也要有针对性。针对不同特征人群，建立以预防为主、以治疗为辅的高血压远程管理健康教育。对于具有以下高危因素的人群应该及早给予健康教育，加强自我监测，同时在社区将重点人群纳入重点的管理对象。

表 4-2-2　高血压分类随访表

管理分类	随访对象	随访频率	随访内容
一般管理	血压控制达标、年度风险评估为低危的高血压患者	原则上每 3 个月 1 次，每年至少完成 4 次	测量血压； 健康教育和健康生活方式指导； 服药依从性和疗效； 测量腰围、计算体重指数； 随访情况录入患者健康档案
重点管理	血压控制未达标、年度风险评估为中危及以上的高血压患者	原则上每 2~4 周随访 1 次，直至血压达标，然后根据情况予以调整	测量血压； 健康教育和健康生活方式指导； 根据情况调整治疗方案； 危险因素监测； 发现靶器官损害与并存相关疾病和 / 或及时转诊； 随访情况录入患者健康档案
转诊患者及随访	转诊至上级医疗机构治疗的患者	2~4 周随访 1 次，未确诊或未达标者继续在上级医院治疗。 符合转回基层的患者，根据情况纳入基层一般管理或重点管理	通过面访或电话等方式，了解患者在上级医疗机构诊断、治疗情况及效果； 符合转回条件者及时回转，根据情况纳入一般管理或重点管理

1. **肥胖人群**　正常体重是指体重指数（body mass index，BMI）为 18.5~23.9kg/m^2，同时男性腰围＜90cm、女性腰围＜85cm。超重和肥胖可增加高血压尤其是中心性肥胖。BMI 平均每增加 10kg/m^2，男性收缩压升高 17mmHg、女性升高 14mmHg。

2. **精神心理问题**　精神心理因素同样是影响血压波动的重要因素，长期紧张、焦虑、高负荷压力等因素与高血压发病显著相关。长期反复出现以及不可预期的应激因素通常是导致高血压的重要因素，焦虑、抑郁状态可增加高血压的患病风险。研究表明，焦虑使高血压患病风险增加约 2 倍，抑郁使女性高血压患病风险增加约 3.5 倍。同时焦虑和抑郁症状可影响高血压的治疗效果。对高血压患者远程健康管理要对患者进行心理评估，关注患者生活状态、情绪及心理状况。指导患者舒缓压力、积极应对生活中的各种问题、并且培养乐观向上的生活态度，必要时进行专业的心理治疗及咨询。

3. **高钠饮食**　高钠饮食是原发性高血压发病的重要危险因素。适度减少钠盐摄入能降低高血压患者的血压水平。目前世界卫生组织对食盐摄入推荐量为每人每日<5.0g,我国高血压防治指南推荐钠盐摄入量每人每日<6.0g。高血压患者应采取相应措施限制钠盐摄入,如:减少烹调用盐及钠含量高的调味品(例如酱油)、尽量避免或者少用钠含量高的加工食品(例如腌制品、火腿等)、增加富钾食物摄入量(例如新鲜蔬菜)。

4. 酗酒和吸烟　过量饮酒及吸烟均可增加高血压患病风险,并可使高血压患者血压控制不佳及血压升高。戒烟限酒对高血压患者的益处是显著且明确的。建议高血压患者不饮酒,如饮酒,建议饮低度酒,男性每日酒精摄入量不超过25g,女性不超过15g。男性每周酒精摄入量不超过140g,女性不超过80g。吸烟及二手烟均可导致血压升高,戒烟可降低高血压患者心脑血管疾病发病及进展的风险,建议高血压人群不吸烟。

(四)高血压的远程医疗服务指导

高血压的医养结合远程医疗服务管理分为三个层面:自我血压健康管理;基层医疗机构规范管理;上级医疗机构重点管理。通过严格的分级诊疗制度,充分发挥基层医院医护人员作用,建立健全的医养结合模式,将患者、基层医护与三级医院专科医生紧密联合在一起,通过广泛构建社区卫生服务中心信息化平台,建立高血压患者健康电子档案,通过监测实现血压平稳控制,并且控制各种危险因素,强化管理。通过定期监测、精准评估,及时为高血压患者调整方案,为合并严重疾病患者及时转诊。通过对血压远程动态监测,使得主管医生团队实时掌握患者血压波动情况,对病情变化进行预判,及时采取措施,防止病情恶化;同时,通过远程视频等技术还可利用优质的专家资源进行培训、咨询和指导,提高诊治水平。高血压远程管理以数据监测为入口,为高血压人群建立预防、监测、干预、保障于一体的精准管理体系。将互联网技术的实时性、可及性、个体性优势与老年高血压群体的特殊性融合,达到优化管理的目的。

1. 生活方式干预　对患者的体重、饮食结构以及运动习惯进行综合评估。遵循均衡膳食、合理营养、适量运动、全面锻炼、戒烟戒酒、保持心理平衡的原则,对已确诊高血压的患者启动并坚持生活方式干预。医养结合机构应指导患者:①坚持每周5~7天30分钟中等强度运动;②每人每日盐摄入量小于6g;③减重,保持BMI<24kg/m²,男性腰围<90cm,女性腰围<85cm;④戒烟、戒酒,并且避免被动吸烟。此外,协助患者减轻精神压力、保持健康的心理状态,也是生活方式干预的重要方面。

2. 降压药物治疗　根据高血压患者的危险因素、亚临床靶器官损害以及合并临床疾病的情况进行个体化治疗。优先使用长效降压药物。老年患者降压治疗应强调收缩压达标,在能耐受的前提下,逐步使血压达标。在启动降压治疗后,需注意监测血压变化,避免降压过快带来的不良反应。老年高血压患者药物治疗应遵循以下几项原则:小剂量、长效(24小时持续降压作用的长效药物,有效控制夜间和清晨血压)、联合(单药治疗效果不理想时,可低剂量联合两种或多种降压药物控制血压,复合制剂依从性更佳)、适度、个体化。

3. **心理干预**　对高血压易患人群进行心理健康知识宣教,促进健康生活方式与行为,增强心理健康意识。有抑郁和焦虑症状者,应进行专业心理咨询和心理治疗。高度精神焦虑的患者不适合家庭血压自测指导,必要时需心理科专科诊治。老年人由于社会角色发生急剧变化,容易产生不良心理,并且出现功能衰退、活动受限、情感孤独等问题。受心理情绪因素影响,高血压管理往往不能达到理想效果。可针对老年人的特点,进行心理疏导。对于空巢老年人,居委会和医疗机构应定期访问,提供情感支持和居家医疗服务。

4. **分级管理**　根据人群的健康状况、高血压患病严重程度,高血压分级管理提供不同级别、不同内容的医疗卫生服务。倡导高血压患者自我健康管理,定期监测血压。

(五) 高血压治疗后再评估与调整

高血压药物治疗启动后的一段时间,为了评估疗效,使血压稳定地维持于目标水平须加强随诊。随诊中除密切监测血压及患者的其他危险因素和临床疾患的改变以及观察疗效外,还要与患者建立良好的关系,充分发挥基层医养结合机构的作用,对患者进行高血压相关知识的宣教:让其了解自己的病情,了解控制血压的重要性以及终身治疗的必要性。充分告知患者药物治疗可能出现的副作用,并告知其发生应及早报告。耐心向患者解释维持良好生活方式的重要性,使之理解稳定血压的意义,自觉地付诸实践,并长期坚持。

1. **随诊间隔**　根据患者的心血管总危险分层及血压水平,由医生视具体情况而定。若高血压患者当前血压水平仅属正常高值或1级,危险分层属低危者或仅服一种药物治疗者,可安排每1~3个月随诊一次;新发现的高危及较复杂病例随诊的间隔应较短,高危患者血压未达标的,每2周至随访一次;血压达标且稳定的,每1个月随访1次。经治疗后,血压降低达到目标,其他危险因素得到控制可减少随诊次数。若治疗6个月,使用了至少3种降压药,血压仍未达目标,应考虑将患者转至高血压专科门诊或上级医院专科门诊治疗。

2. **随诊内容**　所有患者每年应进行一次年度评估,具体需对病史、体格检查、辅助检查、靶器官损害等进行评估。病史:既往是否有糖尿病、脑卒中、冠心病、心力衰竭、心房颤动、肾脏疾病、外周动脉粥样硬化病等合并症、家族史、烟酒史。体格检查:血压、心率、心律、身高、体重、腰围,确认有无下肢水肿等。建议每年进行血尿常规、生化检查、心电图等辅助检查。有条件者可选做动态血压监测、超声心动图、颈动脉超声、尿白蛋白/肌酐比、胸部X线、眼底检查等。评估靶器官损害:有无心悸、胸痛、心脏杂音、下肢水肿;有无头晕、眩晕、视力下降、感觉和运动异常;有无眼睑水肿、夜尿增多、血尿,有无腰部及腹部血管性杂音;有无间歇性跛行、四肢血压不对称、血管杂音、远端动脉搏动减弱。

3. 双向转诊机制

(1)医养结合机构初诊高血压向上级转诊条件:①血压≥180/110mmHg,经积极药物治疗处理仍无法控制;②怀疑新出现心、脑、肾并发症或其他严重临床情况;③妊娠和哺乳期女性;④发病年龄<30岁;⑤蛋白尿或血尿。⑥顽固性低血钾(血钾<3.5mmol/L);⑦阵发性血压升高,伴头痛、心慌、多汗;⑧双上肢收缩压差>20mmHg;⑨需上级医院检查确诊。

(2)医养结合机构随诊高血压向上级转诊条件:①联合3种降压药物(包括利尿剂)足量使用,血压仍未达标者;②难以控制的明显波动的高血压;③怀疑与降压药物相关的严重不良反应;④随访过程中发现严重临床疾病。

(3)下列严重情况建议急救车转诊:①意识丧失或模糊;②血压≥180/110mmHg伴剧烈头痛、呕吐,或突发言语障碍和/或肢体瘫痪;③血压显著升高伴持续性胸背部剧烈疼痛;④血压升高伴下肢水肿、呼吸困难,不能平卧;⑤胸闷、胸痛持续至少10分钟,伴大汗,心电图示至少两个导联ST段抬高,应以最快速度转诊,确诊为急性ST段抬高型心肌梗死后,考虑溶栓或行急诊冠状动脉介入治疗;⑥其他影响生命体征的严重情况,如意识淡漠伴血压过低或测不出、心率过慢或过快,突发全身严重过敏反应等。

(4)上级医院转诊至医养结合机构条件:已经明确诊断、并经系统治疗、治疗方案已经确定、血压及并发症控制稳定者,下转基层,纳入医养结合机构管理。

二、冠状动脉粥样硬化性心脏病

心血管疾病(cardiovascular disease,CVD)是目前危及全人类的健康的主要杀手。随着我国人口结构的调整、现代化建设进程推进、物质条件逐渐优渥,人们生活习惯在极大程度上发生了改变,罹患血脂异常(高胆固醇血症、高甘油三酯血症、高低密度脂蛋白胆固醇血症、低高密度脂蛋白胆固醇血症)、高血压病、糖尿病、高尿酸血症等其他代谢异常疾病的人群越来越多。根据最新发布的《中国心血管病报告2020》显示,目前中国心血管疾病患病人数达到3.3亿人,比2019年发布的数字2.9亿多出4 000万人。目前,冠心病的一级和二级预防策略主要以倡导健康的生活方式和纠正异常的血清胆固醇水平。通过降脂药物(如他汀类、依折麦布、PCSK9抑制剂等),积极降低低密度脂蛋白胆固醇水平(Low-density lipoprotein cholesterol,LDL-C)可以减少冠心病发生的风险。研究表明,经过积极的强化降脂治疗,主要复合心血管事件(心血管死亡、非致命性心肌梗死、不稳定型心绞痛再住院、冠脉血运重建)的发生率下降约 20%。但即便如此,目前的治疗策略仍不能阻止约 80% 的主要复合心血管事件的发生。冠心病的危险因素有年龄、性别、遗传因素,以上这些危险因素是不可逆、不可控的。其他的危险因素如肥胖、高脂饮食、吸烟、高血压病和糖尿病是在一定程度上可被干预。因此,对于这些可人为干预的危险因素,是目前针对冠心病防控的重点。目前针对我国对于冠心病的研究方向大多在于该疾病诊治层面,而对其可逆性危险因素的干预缺乏系统性的手段。大部分冠心病患者对自身疾病的认知仍未达到一个理想水平,依从性也相对较差。这种现象必然会导致患者死亡率、再次住院率的提高。因此,目前亟待解决的问题是,提高公众对于冠心病知识的普及,从生活方式干预,以可控危险因素作为切入点,进而才能根本上减少该疾病的发生率,降低社会经济负担,延长整体预期寿命。

(一)冠状动脉粥样硬化性心脏病医养结合远程协同服务适合人群

冠状动脉粥样硬化性心脏病(coronary atherosclerotic heart disease,CHD)指冠状动脉发生粥样硬化,使血管腔狭窄或闭塞,导致心肌缺血缺氧或坏死而引起的心脏病,简称冠心病。冠心病是中老年人的常见病、多发病,部分患者可无临床症状,有症状者主要表现为胸闷、胸痛、心悸、呼吸困难等。从病理角度上讲,氧化的低密度脂蛋白胆固醇(ox-LDL),沉积在动脉内膜下,巨噬细胞无法吞噬、清除异常的脂质沉积,残存的脂类物质堆积,形成斑块,称为脂质条纹。随着脂质堆积,动脉腔逐渐变得狭窄,可引起心肌缺血、缺氧,产生心绞痛症状。部分严重病变可因斑块破裂,斑块内出血,导致血流在短时间内受阻,冠状动脉管腔形成血栓,发生心肌梗死。心肌梗死可引起心功能的降低,甚至出现心源性休克、猝死。对于确诊冠心病,无论是劳力性稳定型心绞痛患者,抑或是不稳定型心绞痛患者,抑或是皮冠状动脉介入治疗(percutaneous coronary intervention,PCI)患者、冠状动脉搭桥术(coronary artery bypass grafting,CABG)患者、缺血性心肌病患者均应进行规范化的管理,提供整体患病人群的知晓率,规范患病状态下的生活方式,提高服药的依从性。

1. 远程管理患者标准

(1)确诊冠心病患者(包括劳力性稳定型心绞痛患者、不稳定型心绞痛患者、PCI 患者、CABG 患者)为重点管理对象:优质医疗资源目前主要集中在大、中城市,对于相对年长、行动不便的患者,普通的门诊诊治,存在空间、时间的局限性。新的医疗模式已然成为刚需。医养结合的服务模式可以解决这部分患者的就诊问题,通过医生远程指导、远程管理患者,提供更为高效的医患交流平台,避免了很多无须门诊诊治的情况,打破传统的就医模式,使患者足不出户就可以享受到专业、科学、规范的优质医疗服务。

(2)有生活自理能力、有相对流利的语言表达能力:具备生活自理能力的患者及相对流利语言表达能力的患者适合医养结合的远程患者管理模式。通过定期的医患交流,可以多点观察患者的治疗情况,不仅可以早期察觉到被患者忽视的症状,同时可以提高患者对冠心病的知晓率,明确该疾病的注意事项,提高依从性。如患者出现不适症状,可及时反馈给社工、义工及护理人员,同时通过远程医疗服务平台,联系专科医师等相关工作人员,便于进一步远程咨询,以提供合理化的意见。

(3)签署知情同意书及相应的医疗文件:提高患者对冠心病的知晓率的同时,需要保护患者的隐私。患者有权利知晓自己的病情、诊断及相应的治疗情况。在提供远程医疗服务,需要尊重患者的知情权,在给予患者病史采集、问诊、远程指导的过程中需签署相应的知情同意书。告知患者相应文件的内容,明确自身的权利,以便提供真实可靠的病史信息。

(4)不适合远程管理的患者:没有自理能力,不具备语言表达能力,不能配合医师病史采集,精神异常的患者,这类患者不适合远程管理。

2. 门(急)诊转诊患者标准

(1)门诊转诊患者:冠状动脉粥样硬化性心脏病患者出现明显新发的胸痛、胸闷、不明原因肩背痛,前胸后背出现紧缩感,出现呼吸困难、心悸、乏力等心血管系统症状时,需去医院就诊,全面完善相关检查,尤其是当地社区医院不能完善的检查,明确诊断,提供规范化的诊疗意见。

(2)急诊转诊患者:冠状动脉粥样硬化性心脏病患者出现明显剧烈胸痛、疼痛性质加重,持续时间延长,药物缓解差,不能排除心肌梗死。甚至出现胸闷、喘憋的心衰症状,不能排除因急性心血管事件导致的血流动力学障碍。冠心病患者如若出现突发的意识丧失、抽搐,不能排除恶性心律失常可能;冠状动脉粥样硬化性心脏病患者合并离子紊乱或合并其他系统疾病导致内环境紊乱;严重感染;药物难以控制高血压。

(二)冠状动脉粥样硬化性心脏病远程协同服务的数据采集及评估

需针对符合远程管理的患者进行相应的病史数据采集。准确可靠的数据对于后续治疗尤为关键。数据采集需要与远程医疗对接的互联网基层医疗机构家庭医师与健康管理师收集、扫描或拍照、整理、上传并同时完善数据。同时需要与患者进行核实,以便减少误差,尽可能详尽地获得完整的病史资料。具体资料来源包括如下内容:第一,医院门诊病历资料,包括主要的疾病诊断、辅助检查结果,门诊处方和疾病的治疗转归等。第二,医院住院病历资料,其包括病案首页,出院小结、出院诊断证明、重要的影像学检查(心电图、心脏彩超、holter、冠脉 CTA、冠脉造影结果、超声心肌灌注、心脏磁共振),实验室检查及生化检查如血常规、心肌酶、TNI、BNP 及 pro-BNP、肝功能、肾功能、血糖、血脂、C 反应蛋白、甲状腺系列、尿常规等。第三,详细采集患者的一般情况,如年龄、性别、身高、体重、血压、脉搏、心率、职业、饮食偏好、女性尤其要着重关注月经史及激素使用史、伴发其他疾病的情况(高血压病、糖尿病、缺血性脑卒中等),吸烟饮酒史、家族遗传史。

(三)冠状动脉粥样硬化性心脏病医养结合的远程健康教育

根据《中国心血管健康与疾病报告 2020》,数据显示心血管病死亡占我国城乡居民总死亡原因的首位,农村为 46.66%,城市为 43.81%。中国心血管病患病率处于持续上升阶段。推算冠心病患者人数高达 1 139 万。全球每年约190 万人因为烟草使用或二手烟暴露引发的冠心病失去生命,约占全球冠心病死亡的 1/5。估计 38.2 万人由于暴露于二手烟引发的冠心病而死亡,占冠心病总死亡人数的 4.3%。缺血性心脏病疾病负担前 5 位的膳食危险因素分别为高盐饮食、坚果类摄入不足、全谷物摄入不足、水果摄入不足和纤维摄入不足。加工肉制品和含糖饮料摄入过量、豆类摄入不足和高盐饮食导致的疾病负担仍在上升。由不良饮食方式导致的肥胖人群逐年攀升。2012 年,我国成年居民超重率及肥胖率达到了 40% 多,截至目前,我国肥胖人群高达 8 920 万。从多角度多维度干预疾病,从而使冠心病整体死亡率得到控制。生活方式的干预是多方面的,适当的运动、戒烟、限酒、合理饮食、保持理想体重。从危险因素角度,尽量达标,逆转动脉硬化斑块,稳定冠心病。合理的生活方式干预,规范化的用药,都离不开患者的主观意识。而患者的主观意识的增强,离不开冠心病知识的普及与对患者的健康教育。加强对冠心病患者及家属的健康宣教,可以改善患者依从性,使患者更配合医师的治疗,达到最为优化的治疗效果。因此,找到一个适合并且使患者及家属易于理解的冠心病教育方案是十分必要的。对冠心病管理需要注重双心医学模式,健康的情绪管理有利于缓解疾病状态。

1. 生活方式调整　健康的生活方式可以降低整体人群的冠心病发病风险,而且不分年龄层。不仅可以避免冠心病早发,而且可以降低其他相关代谢性疾病的发生风险。无论是否罹患冠心病均需要进行生活方式的干预。

首先,医师应该对患者的饮食结构进行分析并加以指导。告知患者需要营养均衡以及合理膳食。目前营养学家比较推荐的饮食结构是地中海饮食模式。主要有谷物、坚果、新鲜的蔬菜和水果组成。而烹饪油主要以橄榄油为主。分析我国人民群众饮食结构目前以高盐高脂饮食。从主食方面,应该增加食物的多样性,增加粗杂粮等富含膳食纤维食物的摄入。其中,燕麦、玉米、高粱含有较多的膳食纤维。在增加饱腹感的同时,又减少碳水的摄入,有利于体重的整体控制。高碳水的饮食结构会增加冠心病的发病率。除建议增加杂粮的摄入，大米、小麦、薯类的食物也需强调，中国营养学会建议每日摄入大米、小麦、玉米、马铃薯等谷薯类食物 250~400g（其中全谷物和杂豆类 50~150g、薯类 50~100g）。在控制整体碳水的同时，又不会造成能量不足。膳食中的胆固醇主要来自于肉、蛋、奶等。未加工红肉、加工肉制品、海鲜均作为每日胆固醇主要来源。对于冠心病患者应予控制。整体胆固醇的摄入应控制在 300mg/d。鸡蛋是富含胆固醇的食物，每 100g 鸡蛋含有 585mg 胆固醇。对于冠心病患者应控制。关于乳制品，目前循证医学的证据比较矛盾。一部分研究表明每日摄入乳制品 500ml 可以降低心血管死亡率。因目前证据不充分，建议冠心病患者摄入脱脂奶制品。反式脂肪酸可以增加冠心病的发病风险，食物中的反式脂肪酸可以造成内皮细胞功能障碍，增加机体整体炎症水平，应尽量避免摄入。脂肪的摄入推荐选择不饱和脂肪酸的食物，例如深海鱼及植物油。需要特殊强调的是每日食用盐摄入的增加会升高血压及增加心血管事件的发生，所以对于冠心病尤其是同时合并高血压病的老年患者，更应该注重饮食中烹饪食用盐及其他含盐的调味剂。

规律身体活动可以改善心血管疾病的状态。2014 年，国民体质监测结果显示青中年人群身体活动达标率仅仅为美国人群的一半。而同期的美国人群身体活动达标率也只是接近 50%。所以目前全球人们的运动处于不足状态。随着交通出行的便利，代步工具的出现，我国人民身体活动量呈下降趋势。所以，我们需要通过健康科普，完善基础健身设施，达到整体群众体力活动的增加。很多研究论证过有氧运动与冠心病的相关性。结果表明有氧运动可以减少冠心病的发病风险，即使对于罹患冠心病的患者，有氧运动也是可以采纳的。有氧运动方式有很多，以不产生症状的体力活动为适宜。建议采用中低强度的有氧运动，例如走路、慢跑，对于膝关节受损及 BMI 较高的老年人，建议采用对膝关节损伤较小的运动，如游泳及太极拳。对于不同的冠心病患者，尤其是心肌梗死的患者，体力活动的状态需要有专业的心内科及康复医师指导下完成，在出院后复查过程中，给予可供选择的体力活动及运动量。以防止过度的体力运动，带来的心血管负效应。静态生活方式对健康有害。应尽量控制久坐时间，可能有助于降低心血管病风险。如在办公室等空间狭小的范围内，可以通过简单的阻抗运动来改善体力状态，可以借助健身器材、弹力带或办公室健身操等。

随着饮食及生活方式的改变，我国国民体重不达标的人群逐年增加，尤其是超重人群，肥胖人群也不在少数。BMI 偏高可以增加冠心病的发病风险。很多研究支持可以通过限制碳水、改善饮食结构、增加运动量等方式，可以达到控制体重的目的。而 BMI 的降低将有助于降低冠心病发病风险，改善冠心病患者预后。

2. 戒烟限酒 有相当多的证据支持,主动吸烟与被动吸烟均会增加心血管疾病的发生风险,加重疾病进程。有证据支持,戒烟可以带来心血管获益,而且不分戒烟时间早晚。我国人口基数大,整体吸烟人数在我国还是占比很大,如果累积被动吸烟人群,那么数字相当庞大。即使仅仅暴露于二手烟的环境,冠心病的发生风险可以增加 20%~30%,可见吸烟的危害是巨大的。戒烟是预防冠心病的重要措施,控制吸烟人群数量,可以减少二手烟暴露人群数量。帮助吸烟患者戒烟对于干预冠心病特别重要。医务人员、社工及志愿者应积极告知患者吸烟的危害,告知患者及早戒烟的必要性,另外一定建立一个以患者为中心,患者家属、朋友、同事等共同监督患者,以达到成功戒烟。

过量饮酒可严重影响身体健康,酒精可以损伤神经、肝脏、心脏,甚至可以增加肿瘤的发病风险。所以,应避免过量饮酒。

3. 心理调整 冠心病心绞痛发作时,可产生剧烈疼痛。面对突然袭来的疼痛,老年患者会丧失自我调控能力,出现复杂的心理活动,如紧张、焦虑、恐惧、抑郁,甚至绝望等情绪。尊重并理解患者的感受,与其沟通使其了解病情、预后,解除顾虑。帮助其树立起战胜疾病的信心。在生活上给予悉心照顾,讲解冠心病患者日常活动应注意的事项,让患者配合治疗,适当运动,预防心肌梗死的发生。对老年性患者进行有效的心理调护。调动患者的主观能动性,对疾病的治疗有帮助。冠心病需要长期进行饮食、运动调理以及药物的治疗。激发老年人对生活的热爱,树立生活目标。这样既可体会人生的乐趣,又可陶冶情志、养生益寿。所以,患者需有恒心、耐心,要有顽强的意志。保持心情舒畅、精神愉悦,达到预防冠心病的发生与发展的目的。

(四)冠状动脉粥样硬化性心脏病的远程医疗服务指导

随着科技进步,数字化技术,即大数据、云计算、区块链、物联网、人工智能等广泛地应用于医疗领域,远程医疗服务以"数字化"形式表现、展示与外显出来。这体现在两个方面:一是诊疗技术的革新,二是患者管理方面的发展。

具体来说,智能手机、平板电脑、笔记本电脑等数码产品的广泛应用,以及数字化技术的不断完善,程序人员开发出了众多种类的、专业的、健康管理的应用程序。首先,近些年,医院逐步实行无纸化病历,节省了大量的空间和人力;其次,医院官方微信公众号抑或是其他医疗服务平台的建立,将患者的挂号、查阅结果、问诊等一系列步骤平台化;再次,医生、护士、康复治疗师通过微信和 QQ 等即时通信工具对患者的一般状况、既往史等进行问诊,以远程医疗的方式便可了解患者症状病情诊治情况、需要解决的问题等,极大地缓解了患者患轻型病、非必要到医院就诊的情况;最后,各大医院通过多种媒体媒介以文字、图片、音频、视频等多种形式向广大用户科普冠心病相关健康知识,包括冠心病病因及危险因素、发病机制、症状、诊断治疗、预后、并发症等。随着技术的进步，更多的数字化设备与技术将投入医疗领域，将为冠心病患者带来更多的获益。

众所周知，心率对于冠心病患者至关重要，也是诊治过程中常规监测的指标。目前对于心率的检测除了医院专业的医疗器械外，数码设备也可以做到对心电图持续性的心率监测及结果分析，甚至有些智能设备可以通过分析患者 ST 段的变化来发现隐匿性、无症状的心肌缺血事件的发生。智能手机及智能穿戴设备的提醒功能，有助于患者养成一个良好的服药习惯，患者可以通过医师建议，设置服药时间，这样可以有效地避免药物的错服及漏服，数码设备的出现从某种程度上讲避免了更多的急性心血管事件的出现。另外，数字化平台远程会诊通过前期患者病史资料的采集、核实、存档，可以使其足不出户就可以享受到专业的医疗意见，并将患者的就诊记录和诊疗过程保存至云端，大幅度提高诊疗的准确性及安全性。这对于冠心病的防治以及注意事项具有一定的实际意义。

远程医疗服务具有五种功能：一是医师、护士、康复师、营养师通过远程医疗服务可以全方位了解患者的起居饮食生活习惯，从冠心病的基本治疗方面纠正不健康的生活方式，改善患者生活质量，使患者产生对抗疾病的信心；二是医师、护士、康复师、营养师可以通过远程平台了解患者目前用药情况，定期的远程平台复诊，可以使患者更清楚了解每种药物的具体作用机制、用法、用量、药物不良反应、使用注意事项等，通过远程平台的一对一指导，可以有效督促患者服药，提高患者依从性；三是患者可以通过远程平台与医师、药师交流，汇报用药的不良反应，这样可以做到更为及时、准确地药物更换，防止患者私自停药或者由于药物剂量摄入偏差导致的不良情况的产生；四是医师、护士、康复师、营养师根据患者个体差异性以及患者是否合并心衰、糖尿病、高血压病等情况，可以为患者提供个体的生活方式的指导意见，精准计算出患者每日所需的脂肪、碳水化合物、维生素、蛋白质，从而给出一个合理的营养方案；五是医师、护士、康复师、营养师可以通过远程平台向患者科普运动锻炼知识，根据患者病情情况，制定个体化的运动方案。健康的运动方式可以很好地控制患者 BMI，同时可以提高患者的心肺功能，进行适当是有氧训练，将有助于患者疾病的转归。

综上所述，目前的医学模式已经发生改变，治疗冠心病的有效手段除了医治患者的躯体健康，同时还要关注患者的情绪状态。尤其是出现急性心血管事件的患者更容易产生紧张焦虑的情绪，医师可以通过远程平台与患者耐心、多时间的交流，在极大程度上可以缓解患者紧张焦虑的情绪。我们知道健康的情绪管理对于冠心病患者不仅可以提高生活治疗，还可以改善疾病的预后。在这种情况下医师、护士、康复师、营养师必然采取相应的治疗措施，譬如建立患者群就是治疗措施之一,在群里,患者与患者之间、医师与患者之间进行沟通、交流,可以起到相互促进,相互督促的作用。树立抗击病情的信心,有利于患者健康行为的养成和坚持,宣泄出心中的负面情绪,有助于患者建立积极乐观的心态。

医师通过远程平台,借助数字智能设备,可以对患者生活方式、用药、情绪的综合管理,也可以对患者心率、血压、血糖、心电图做到监测,实时反映患者的生命体征,同时结合定期的线上复诊,精细化调整患者的个体化治疗方案,以达到精准治疗的目的。远程医疗平台的建立通过智能手机等其他移动网络设备可为患者提供与医师更为方便快捷的沟通交流媒介,通过语音、视频等实时交流还可以为患者进行远程查体。如遇到紧急情况,如冠状动脉粥样硬化性心脏病患者出现明显剧烈胸痛、胸闷、喘憋、意识丧失。通过远程医疗平台,可以做到一个紧急的院前处理,避免因为患者家属的误判,导致疾病错过最佳治疗时期。

(五)冠状动脉粥样硬化性心脏病治疗后再评估与调整

采用远程医疗进行医学冠心病干预有效,建议终身实施远程医疗干预并应重视干预后的随访。根据冠心病具体疾病诊断情况加以分类。对于急性冠脉综合征患者随访次数要频发,争取做到一个月随访一次。对于慢性劳力性稳定型及依从性较好的患者可以适当延长随访时间。随访的内容主要包括:症状、一般生命体征、既往疾病情况、生活方式、目前用药情况,并对以上内容进行详细描述,最终给予具体评估意见、干预方式及注意事项。评估方式包括远程评估:一对一进行患者对话评估,智能评估:通过后台管理数据分析,调整治疗方案(表4-2-3)。

表4-2-3　冠心病患者随访表

类别	1个月	3个月	6个月	具体评估意见、干预方式、注意事项
症状				
无症状				
胸痛				
胸闷				
心悸				
喘憋				
水肿				
其他				
体征				
血压				
脉搏				

续表

类别	1个月	3个月	6个月	具体评估意见、干预方式、注意事项
既往疾病				
生活方式				
用药情况				

1. **问卷方式**　当地社区的问卷评估。

2. **远程评估**　远程一对一进行患者对话评估；二三级医院进一步检查评估；筛选需要转诊上级医院的患者。

3. **智能评估**　通过后台管理数据分析，评估老年患者的健康状况，调整治疗方案。

三、心力衰竭

(一) 心力衰竭及医养结合远程协同服务适合人群

心力衰竭(简称"心衰")是各种心脏疾病的严重和终末阶段,也是21世纪最重要的心血管疾病之一。我国心衰流行病学调查的最新结果显示,35岁以上居民的患病率为1.3%,估计现有心衰患者约890万。随着我国人口老龄化加剧,冠心病、高血压、糖尿病、肥胖等慢性病的发病呈上升趋势,医疗水平的提高使心脏疾病患者生存期延长,最终发展为心衰,使得我国心衰患病率持续增高。心衰因其患病率高、病死率高、再住院率高等特点,已经成为严重影响我国居民健康的重要公共卫生问题。对心力衰竭患者进行分期和对心衰类型的评估有极大的意义,决定患者是否可纳入医养结合及远程管理,并明确后续管理中的重点。

心衰根据临床进程,可以分为A~D这4个阶段,即从心衰的危险因素进展为结构性心脏病,随后心脏功能逐渐下降,出现症状性心衰,直到难治性心力衰竭。其中A期是基础病变阶段,通过早期干预可以有效阻断疾病的发生和发展。B期是器质性心脏病阶段,但无心力衰竭的表现。处于A~B期心衰,可通过各种形式的健康教育,提高服药依从性,规律合理运动,延缓病变的进展。C期和D期是重症晚期,包括已经出现心力衰竭症状、体征及难治性心力衰竭,目前国内外主要采用以专科医生为主导的慢性心衰住院、门诊一体化管理模式。处于C期的心衰,需加强生活方式的干预,强调监测体重、监测出入量及症状变化,自我管理的应对调整,利用互联网及远程医疗及时获得专业帮助。D期通常需要专科门诊进行管理或住院进一步治疗。总体来讲,A~C期的心衰,适合纳入医养结合的路径及通过远程医疗进行资料汇集、评估、调整,D 期心衰出现不稳定的情况时,需及时识别并进行转诊。

心衰根据发生的时间和速度,可分为急性心衰和慢性心衰,在慢性心血管疾病基础上逐渐出现的心力衰竭,称为慢性心衰。各种类型的心脏严重疾病导致的心脏功能急剧下降,通常称为急性心衰,急性心衰可以是因其他心血管疾病第一次发生,也可以发生在慢性心衰急性加重的基础上。一般来说,慢性心衰可纳入医养结合及远程管理,而急性心衰通常需要线下转诊至专科门诊或上级医院急诊。

在理解心力衰竭分期及分类的基础上,心力衰竭及医养结合远程协同服务适合人群纳入及排除具体执行标准如下:

1. **纳入标准**　①明确诊断的病情稳定的慢性心力衰竭患者;②安置机械辅助装置术后、血运重建术后及发生心衰急症经内科药物治疗病情稳定的心力衰竭患者为重点管理对象。

2. **非纳入或转诊标准**　①近 48 小时有突发或加重的气短、呼吸困难的心力衰竭患者;②近 48 小时有夜间不能平卧或半夜坐起(夜间阵发性呼吸困难)的心力衰竭患者;③近 48 小时有胸痛发作的缺血性心力衰竭患者;④近 48 小时有血压>160/100mmHg 的心力衰竭患者;⑤无胸痛发作,但心电图出现 ST-T 动态变化的缺血性心力衰竭患者;⑥胸痛持续时间大于 15 分钟的缺血性心力衰竭患者;⑦气短、呼吸困难伴有出汗、心悸、面色苍白等症状的心力衰竭患者。

(二)心力衰竭远程协同服务的数据采集及评估

基于互联网和现代通信技术的远程医疗管理对传统的门诊随访是一大突破,远程医疗管理在心力衰竭管理中具有重要的价值,可实现患者与医护双向通信,实时收集和分析数据,以达到动态关注病情变化的目的。医养结合机构的医师与健康管理师可通过远程医疗建立心衰患者健康档案,包括补充入选服务对象的一般情况;根据上级医院诊断,对慢性心力衰竭患者进行分类,对照不同类型,给出不同的服务方案,如心衰根据左心室射血分数(left ventricular ejection fraction,LVEF),可分为射血分数降低的心衰(HFrEF,LVEF<40%)、射血分数中间值的心衰(HFmrEF,LVEF 40%~49%)和射血分数保留的心衰(HFpEF,LVEF≥50%)。基于射血分数的评估有助于医生及健康管理师在建立健康档案时了解患者疾病的严重程度,将患者进行风险分层,从而给予内容及强度不同的个体化医疗服务。根据病理基础:缺血性心力衰竭、心肌病心力衰竭、结构性心脏病(手术或非手术)心力衰竭、其他心脏疾病引起的心力衰竭;根据是否安装安置心脏辅助装置的心力衰竭。

医养结合服务及远程医疗相结合,对心力衰竭患者进行以下几方面的数据采集及评估:

1. **症状评估** 尽管心衰症状的严重程度与心脏功能不完全一致,但与再住院率和病死率显著相关。基于症状的评估,简单易行,判断病情迅速有效,且易于在医养结合模式下实现,故推荐可对心衰患者通过以下指标之一进行的症状评估:包括纽约心功能分级(New York Heart function assessment,NYHA)、明尼苏达心衰生活质量调查表(Minnesota Living with Heart Failure Questionnaire,MLHFQ)、6分钟步行试验(six minutes walk test,6MWT)、心肺运动试验峰值摄氧量及二氧化碳通气当量斜率,根据前后2次评估结果(间隔至少1个月)比较判断症状的变化(表4-2-4、表4-2-5)。NYHA心功能分级、MLHFQ可通过远程医疗平台进行评估,而6MWT及心肺运动试验等,建议到线下医疗机构进行评估。

表4-2-4 NYHA心功能分级

分级	症状
I	日常活动量不受限制,一般体力活动不引起过度疲劳、心悸、呼吸困难
II	体力活动轻度受限制。休息时无自觉症状,一般体力活动引起过度疲劳、心悸、呼吸困难
III	体力活动明显受限制。休息时无症状,但小于一般体力活动即可引起过度疲劳、心悸、呼吸困难
IV	不能从事任何体力活动,休息状态下也出现心衰症状,体力活动后加重

表4-2-5 明尼苏达心衰生活质量调查表(MLHFQ)

在最近的1个月内,您的心力衰竭对您的生活的影响		无		很少		很多
1	您的踝关节或腿出现肿胀?	0	1	2	3	4	5
2	使您在白天被迫坐下或躺下休息?	0	1	2	3	4	5
3	使您在步行或上楼梯困难?	0	1	2	3	4	5
4	使您在家中或院子里工作困难?	0	1	2	3	4	5
5	使您离开家出门困难?	0	1	2	3	4	5
6	使您晚上睡眠状况困难?	0	1	2	3	4	5
7	使您和您的朋友或家人一起做事困难?	0	1	2	3	4	5
8	使您做获得收入的工作困难?	0	1	2	3	4	5
9	使您做娱乐、体育活动或喜好的事情困难?	0	1	2	3	4	5
10	使您的性生活困难?	0	1	2	3	4	5

续表

在最近的 1 个月内,您的心力衰竭对您的生活的影响		无		很少		很多	
11	使您对您喜欢的食物也吃得很少?	0	1	2	3	4	5
12	使您呼吸困难?	0	1	2	3	4	5
13	使您疲劳、乏力或没有精力?	0	1	2	3	4	5
14	使您在医院住院?	0	1	2	3	4	5
15	使您就医花钱?	0	1	2	3	4	5
16	使您因为治疗出现了副作用?	0	1	2	3	4	5
17	使您觉得是家人或朋友的负担?	0	1	2	3	4	5
18	使您觉得不能控制自己的生活?	0	1	2	3	4	5
19	使得您焦虑?	0	1	2	3	4	5
20	使您不能集中注意力或记忆力下降?	0	1	2	3	4	5
21	使您情绪低落?	0	1	2	3	4	5

2. 心力衰竭的其他因素评估

(1)依从性评估:对于患者服药、监测血压、心率、规律复诊实验室检查方面的依从性进行评估,如评估情况不佳的患者,适度增加随访及健康教育。

(2)危险因素评估:主要针对患者血压、心率、血糖、血脂、糖化血红蛋白、同型半胱氨酸、烟酒习惯等进行评估。

(3)终点事件及不良事件的评估:针对管理过程中,患者心衰再发、严重的动静脉栓塞、再住院、严重出血、卒中、心律失常等进行评估及记录。

（三）心力衰竭医养结合的远程健康教育

1. 疾病治疗指导　向患者讲解疾病知识,了解自身疾病有助于良好控制疾病,包括纽约心脏协会心功能分级、分期,心衰的病因、诱因、合并症的诊治和管理。详细讲解药物治疗的必要性,药名、剂量、时间、频次、用药目的、不良反应和注意事项等,重点是指南推荐药物的治疗作用及不良反应,利尿剂的使用及调整。与患者确认用药清单,提高患者依从性。指导患者定期来院监测血脂、血糖、肾功能、电解质。建议将血脂、血糖、肾功能、电解质控制在合适范围。详细讲解随访时间安排及目的,根据病情制订随访计划,并需根据随访结果及时给予相应的干预。

2. 自我管理指导　慢性心衰患者的自我管理能力可以明显改善其预后和提升生活质量,其中控制体质量是管理和治疗慢性心衰的关键。心衰急性发作伴容量负荷过重时,限制钠盐摄入($<2g/d$);稳定期时不主张严格限制钠

盐,低脂饮食,戒烟限酒,酒精性心肌病患者戒酒,肥胖者需减肥,营养不良者需给予营养支持。限制液体摄入,严重心衰患者1.5~2.0L/d;非严重心衰患者常规限制液体并无获益。监测体重、出入量、血压、心率,将血压、心率控制在合适范围。避免感染,每年接种流感疫苗,定期接种肺炎疫苗。

3. **症状自我评估及处理**　指导患者尽早发现心衰恶化的症状及如何应对,如出现心衰加重的症状和/或体征,如乏力加重、呼吸困难加重、活动耐量下降、静息心率增加≥15次/min、水肿(尤其下肢)再现或加重、体重增加(3天内突然增加2kg以上)时,应增加利尿剂剂量并及时就诊。

(四) 心力衰竭的远程医疗服务指导

医养结合模式下,患者由专科医院出具治疗方案,在基层管理中,需对患者的情况及治疗方案进行详尽的资料收集,通过远程医疗平台定期随访评估患者目前方案是否合理,是否有用药禁忌,是否需要调整治疗。

1. **心力衰竭的主要治疗药物包括以下几类:**

(1) 利尿剂:伴有液体潴留的所有心衰患者均应给予利尿剂治疗,使用中可通过智能体重仪监测体重,结合电解质水平,由经过健康教育的患者本人或健康管理师、远程医疗服务进行用量调整。

(2) β受体拮抗药:β受体拮抗药是慢性心衰治疗的基石,无禁忌者需长期使用,可通过智能设备监测心率、血压,由远程医疗服务调整用量。

(3) 肾素-血管紧张素系统(renin-angiotensin system,RAS)阻滞剂:包括血管紧张素转化酶抑制剂(angiotensin converting enzyme inhibitor,ACEI)、血管紧张素Ⅱ受体阻滞剂(angiotensin Ⅱ receptor blocker,ARB)和血管紧张素受体/脑啡肽酶抑制剂(angiotensin Ⅱ receptor-neprilysin inhibitor,ARNI),也是心衰治疗的基石,无禁忌者均需长期使用,可通过智能血压监测设备进行血压数据的收集,如血压耐受的情况下,由远程医疗服务调整至最佳用量。

(4) 醛固酮受体拮抗剂:可以使NYHA心功能Ⅱ~Ⅳ级的HFrEF患者获益,降低全因死亡、心血管死亡、心脏性猝死和心衰住院风险。醛固酮受体拮抗剂适用于RAS阻滞剂和β受体拮抗药应用后仍有症状的HFrEF患者,应用中需监测电解质水平,如有高钾血症发生,可经由远程医疗调整用量或停用。

(5) 洋地黄类:地高辛可以改善心衰患者的症状和运动耐量,长期使用对病死率的影响为中性,但可降低心衰住院风险,指南推荐用于利尿剂、RAS阻滞剂、β受体拮抗药和螺内酯治疗后仍持续有症状的HFrEF。使用中需监测心电图及血药浓度,通过可穿戴式智能心电监测设备实时上传至远程医疗平台,必要时进行剂量调整。

2. **运动康复**　根据心脏功能评估情况,如心肺运动试验结果推荐不同强度的运动,提供运动处方或建议,包括运动强度、运动时间、需停止运动的情况等,运动过程注意循序渐进,避免发生心绞痛、摔倒等不良事件。

3. 心理和精神指导　建议患者保持积极乐观的心态,给予其心理支持,定期通过远程医疗进行量表筛查,评估焦虑、抑郁,必要时考虑使用抗焦虑或抗抑郁药物。

(五) 心力衰竭治疗后再评估与调整

一般来讲,对于病情平稳的心力衰竭服务对象,根据实时监测及定期复查结果,每 3 个月至半年再评估一次,根据评估结果,调整服务对象的慢性病管理方案。对于病情不稳定的服务对象,随时评估,及时提出解决方案。如患者经评估后,存在不稳定的情况,需及时调整患者的治疗,1~2 周后再次评估,如仍不稳定,需要转诊至上级医院,一般建议从临床症状即心功能分级,体征即体质量监测、实验室检查即利钠肽三方面,综合判断病情严重程度,决定是否需要转诊或通过远程医疗获得专科医生的指导。经上级医院治疗后的患者可通过双向转诊再次进入本章节第一部分的纳入标准筛选及第二部分评估路径,决定是否可纳入远程医疗服务及后续管理。

四、心房颤动

(一) 心房颤动及医养结合远程协同服务适合人群

1. 心房颤动的概述及我国的现状　心房颤动(atrial fibrillation,AF)简称"房颤",是指规则有序的心房电活动丧失,代之以快速无序的颤动波,是一种严重的心房电活动紊乱,是日常生活中常见的成人心律失常。心房无序的颤动使其失去了有效的收缩与舒张,加之房室结对快速心房激动的递减传导,引起心室极其不规则的反应,最终导致心室律(率)紊乱、心功能受损、心房内附壁血栓形成。

目前,确定的成人心房颤动的发病率在 2%~4% 之间,年龄增长是房颤的一个重要风险因素,其患病率随年龄增长而逐渐增加。随着中国即将进入中度老龄化社会,房颤的发病率会逐年上升,但因为我国区域协同诊疗体系的不完善,心房颤动的规范化诊疗率较低。因此医养结合远程协同服务的建立及完善可以为房颤患者提供规范、有效的全程管理,可以改善患者的生存质量,降低住院率和病死率,对保障患者的健康权益有着重要意义。

2. 心房颤动的分类　临床上,一般根据房颤的表现、时程及是否自发终止将房颤分为首诊房颤(first diagnosed AF)、阵发性房颤(paroxysmal AF)、持续性房颤(persistent AF)、长期持续性房颤(long-standing persistent AF)及永久性房颤(permanent AF)。

(1)首诊房颤:首次确诊(首次发作或首次发现),不论其时程、有无房颤相关症状及严重程度。

(2)阵发性房颤:持续时间≤7天(常≤48小时),能自行终止。

(3)持续性房颤:持续时间>7天,呈非自限性。即持续7天或更长时间后,通过药物或直流电复律终止的房颤。

(4)长期持续性房颤:患者有转复愿望,在拟节律控制之前,持续时间≥1年的连续性房颤。

(5)永久性房颤:持续时间>1年,不能终止或终止后又复发,且患者和医生共同决定放弃恢复或维持窦性心律,不考虑节律控制治疗。一旦患者改变想法,采用节律控制策略,应重新分类为"长期持续性房颤"。

3. 心房颤动及医养结合远程协同服务适合人群

(1)既往无房颤病史,但存在高危因素的人群:对房颤高危人群进行机会性或系统性筛查可以大幅度提高房颤的检出率。因此,在医养结合远程协同服务过程中,建议:①对年龄≥65岁的老年人群进行机会性筛查;②对年龄≥75岁的老年人群或卒中高风险者进行2周间歇性心电图筛查;③重视对患有高血压病、糖尿病、冠心病、心肌病、脑梗死等疾病的人群的筛查。

(2)既往有房颤病史,复律后具有高再发风险的患者:对于那些虽然通过电复律、药物复律、射频消融手术等方法恢复窦性心律,但仍有再发房颤高风险的患者,可以通过医养结合远程协同服务进行规范化管理,尽早发现病情变化。

(3)明确诊断的房颤患者:对于无论是需要长期药物抗栓治疗或是已行外科手术抗栓治疗的房颤患者,医养结合远程协同服务不仅可以指导其后续的治疗及康复方案,还可以做到长期、有效地跟踪及随访。

(二)心房颤动远程协同服务的数据采集及评估

心房颤动的医养结合远程协同服务是当前常规管理模式的一种延伸及重要补充。医养结合机构可以长期、连续地监测患者心率、心律、血压、体重等健康指标,同时积极指导患者改变生活方式。远程协同服务则可以即时、高效地解决医养结合机构所不能解决的问题。通过远程协同服务,上级医院的医务人员可以及时接收及分析医养结合机构所上传的数据,做到实时、充分、高效地处理相关问题,按时反馈指导信息。随着网络时代的到来和进一步发展,远程协同服务所覆盖的地域也会更加广阔。这不仅可以为居住在卫生资源短缺地区的房颤患者提供医疗服务,更会进一步提高各类房颤患者治疗的依从性。而医养结合机构对于房颤患者的数据采集及评估主要可以通过以下几种途径:

1. 脉搏触诊及自动血压测量仪 脉搏触诊及自动血压测量仪是用于筛查及管理房颤患者最简单的方法。患者本人或医养结合机构工作人员可以通过上述方法对患者病情进行简单判断,必要时利用远程协同服务将数据传输至上级医院。

对于伴有气短或呼吸困难、心悸、晕厥或眩晕、胸部不适、脑卒中或 TIA 等任一项者,首先可通过脉搏触诊来评估是否存在不规则脉搏,如存在不规则脉搏则提示存在房颤的可能性大,建议立即完善标准的 12 导联心电图。而当脉搏不规律时,血压的测量也会出现不稳定。利用这一特征,自动血压测量仪可以用于机会性房颤的检测。近年来,自动血压测量仪结合一些特定算法推导心率规律的装置也陆续出现。与人工脉搏触诊相比,具有检测心律失常算法的血压测量装置有望成为房颤筛查的新工具。

2. **心电图及动态心电图**　目前,心电图及动态心电图是确诊房颤及对房颤患者进行随访的最常见检查。如前所述,建议医养结合机构对年龄 ≥ 65 岁的老年人及患有高血压病、糖尿病、冠心病、心肌病、脑梗死等疾病的人群进行心电图筛查;对年龄 ≥ 75 岁的老年人群或卒中高风险者进行 2 周间歇性心电图筛查。

与房颤相关的血栓形成是心源性栓塞所致的缺血性卒中最常见的病因。因此,在隐源性卒中患者中筛查心房颤动尤为重要。对于有 TIA 或缺血性脑卒中的患者,推荐通过短的心电图记录筛查房颤,然后动态心电图监测至少 72 小时,或者考虑使用长程无创心电监测或植入式循环记录仪来记录无症状房颤。频发的阵发性房颤或持续性房颤的患者适合应用短时程(24~72 小时)的动态心电图进行检测,但对于发作不频繁的房颤患者来说,带有自动触发装置的动态心电图或 30 天循环记录仪则更加高效。这些设备可以记录到有症状时、原因不明或症状不明确的心律不齐,且一次可以使用几个星期。其中,自动触发装置的诊断率更高。

对于房颤射频消融治疗术后的患者提倡早期随访及监测。术后心房颤动消失是一个很好的结果,但在“空白期”的复发可能预示着需要二次手术或更积极的药物治疗。因此,加强房颤患者射频消融术后的早期监测,尤其是在患者存在不明确的症状时及时完善心电图等检查,不仅有益于治疗效果的评价,还有利于制定后续的治疗方案。

3. **智能设备及其他“可穿戴式”仪器**　随着传感器技术的发展,越来越多的智能设备(如智能手机、智能手表等)可以进行心率及心律的监测,甚至可以记录及追踪心电图。而数字健康时代的到来,也使医疗保健应用程序得到了更广泛的应用。与传统模式相比,在我们生活中无处不在智能设备使得各种健康数据的收集不再受时间及空间上的限制,克服了传统方法的局限性。且设备自带的数据传输功能还可以将收集到的数据及时传递给医生。例如我国的一项基于光电容积脉搏波(photoplethysmographic,PPG)技术筛查心房颤动的研究显示：在 187 912 位佩戴智能手环的受试者中，筛查出 262 例"疑似房颤"的患者，其中 227 例经医疗机构检查后确诊为心房颤动，阳性预测值高达 91.6%。同时，通过此项研究，95.1% 的确诊房颤患者获得了房颤的综合管理，80% 的房颤高危人群接受了抗凝治疗。

皮肤贴片监测仪是一种可以连续或间歇记录单导联心电图的一次性设备。它们一般可以使用 14 天或更久。在监测周期结束后，这些设备将被返回制造商进行数据提取及自动分析，并由专业的医疗技术人员对潜在的心律失常进行二次分析，最后把诊断报告发送给临床医生。虽然这种贴片监测仪记录的为单导联心电图，但其在识别心房颤动及评估房颤负荷方面与多导联 Holter 具有较高的一致性。同时，由于这些贴片与传统的基于铅的黏附电极不同且没有外部导线，它们的误差会更小，佩戴也会更加舒适，同时也更易于数据的分析。因此，与 Holter 相比，患者们更喜欢这种皮肤贴片监测仪。但由于这种设备的监测周期较长且无法做到实时数据传输，因此在疾病的诊断及治疗上会有几个星期的延迟。

还有一些独立的手持设备无须额外的硬件即可运行。这些设备通常具有 2~3 个电极，并配备用以检测心律失常的专用自动算法，可以记录 1 分钟左右的单 / 多导联心电图。它们对于心房颤动的识别一般是基于房颤患者 RR 间期的绝对不规则性。这些设备不仅可以通过自带的监视器实时显示心电图，还可以存储及上传这些心电图。而医生则可以通过远程服务第一时间读取数据以指导患者的进一步治疗。

但是，随着智能设备及其他"可穿戴式"仪器进入了消费及零售领域，我们也面临着一系列新的挑战。例如这些设备大多没有经过医疗行政部门的监管或审批，健康数据的传输、存储及数据安全问题，大量数据的分析有可能使临床医生超负荷工作等。然而，这些设备在连续长程监测、便捷使用等方面的巨大优势，仍可以极大提高房颤患者的检出率，增加患者的参与度及依从性，进而降低心源性卒中的发生。

4. **最新的植入式心电记录装置**　建议通过对体内存在植入式心电记录装置（起搏器等）的患者定期程控，目的是尽早发现是否有心房高频事件（atrial high rate episode，AHER）发生。对存在 AHRE 的患者需接受进一步的心电监测来判断是否可确诊心房颤动，从而指导下一步治疗。

在科技发展日新月异的今天，层出不穷的新技术为房颤患者的数据采集提供更多精准、便捷的方法。但是我们不应仅着眼于筛查、确诊及随访手段及策略的更新，而忽视筛查、确诊后的后续治疗。对于房颤患者，我们的终极目标是通过提高患者的确诊率及抗凝治疗率，从而减少并发症的产生，最终改善房颤患者的预后。

（三）心房颤动医养结合的远程健康教育

众所周知,患者的健康教育是非传染性慢性病管理的关键组成部分,房颤也不例外。对房颤患者进行健康教育,鼓励患者进行自我管理,并对健康宣教效果及时进行反馈、评估及改进是我们的长期目标。

房颤患者常常因缺乏疾病的相关知识而忽略生活方式、药物治疗及定期随访的重要性。甚至有些患者在接受了口头或者书面的健康教育后,仍对疾病的认识不足。因此,对房颤患者的健康教育要系统、详细、个性化。只有患者理解了自己在医疗过程中的责任,才能达到患者的自我管理,从而提高治疗的依从性。

强调房颤并发症的危害,其中血栓栓塞是房颤最主要的并发症,栓子因心房失去收缩力、血流瘀滞而在左心房产生,其中大部分位于左心耳部。房颤可以增加缺血性脑卒中及体循环动脉栓塞的风险,严重影响患者的生存质量,甚至危及患者的生命。随着房颤患者的与日俱增,仍然有相当大的一部分房颤患者因无明显症状而得不到有效的治疗。因此,在诊断-评估-干预的治疗链中,及时发现并确诊房颤、早期及全程规范化管理、降低房颤患者的血栓栓塞负担是目前我们所面临的主要挑战。

同时,健康教育应以家庭为单位,对患者的伴侣或亲属也需进行告知和教育。教育及传授方法不限,可采取多种形式相结合。健康宣教内容包括房颤的病因、危害、并发症及治疗;生活方式的调整及危险因素的管理;体力活动、健康饮食和体重管理;戒烟方法和戒烟后复吸干预;限酒管理;心血管疾病危险因素的行为管理;心理和情绪的自我管理;日常生活指导;心肺复苏和心脏自救技术等。

（四）心房颤动的远程医疗服务指导

1. 生活方式调整

（1）肥胖与减重:肥胖不仅增加房颤的风险,也增加房颤患者缺血性卒中、血栓栓塞及死亡的风险。与一般相比,对肥胖的房颤患者进行强化减重等综合管理,房颤的复发率更低、临床症状也更轻。体重的达标有助于血压、血脂、血糖的降低,进而可以对心血管疾病的总体风险进行有效控制。

（2）乙醇及咖啡因的摄入:乙醇摄入是发生心房颤动、血栓栓塞事件以及导管消融术后复发的危险因素。同时乙醇过量也与房颤患者抗凝治疗出血相关。因此,限制饮酒是房颤患者生活方式管理的一个重要组成部分。相反,并没有证据证实咖啡因的摄入可引起或参与房颤的发生,习惯性咖啡因的摄入还可能降低房颤的发生。因此,不应强调限制茶和咖啡的摄入,但是咖啡因摄入可能增加与房颤无关的心悸症状。

（3）运动及体力活动:许多研究显示适当的运动或体力活动对心血管健康有益,但运动对房颤的作用尚存在争议。这主要集中在高强度运动是否会增加心房颤动的风险及不良预后。而轻、中强度的运动对房颤的预防和治疗作用是被肯定的。因此,应鼓励房颤高危人群、非永久性或永久性房颤患者进行轻、中强度的运动康复。

(4)戒烟:吸烟对人类健康的危害毋庸置疑,戒烟越早,获益越多。因此,应该使用明确清晰的态度建议所有患者戒烟,同时也建议所有患者避免暴露于烟草烟雾的环境中。对戒烟的患者要进行健康宣教和行为指导,告知患者出现戒断症状的应对方法,避免戒烟中体重增加。

2. 药物远程指导　心房颤动的治疗强调长期综合管理,即在治疗原发疾病和诱发因素基础上,积极预防血栓栓塞、转复并维持窦性心律及控制心室率。对于医养结合机构来说,除了要开展房颤防治宣教、积极调整房颤患者的生活方式及对房颤患者进行筛查、初步识别和转诊外,还需结合上级医院已制定的诊疗方案进行规范诊治。主要涉及以下两个方面:

(1)抗凝治疗:房颤患者的栓塞发生率较高,因此,抗凝治疗是房颤治疗的重要内容。对于合并瓣膜病的患者,需要应用华法林进行抗凝治疗。而对于非瓣膜病的房颤患者,需使用基于临床中常见的卒中风险因素制定的 CHA_2DS_2-VASc 评分系统(表 4-2-6)对其进行血栓栓塞的危险分层。CHA_2DS_2-VASc 评分 $\geqslant 2$ 分者,需抗凝治疗;评分 1 分者,根据获益与风险权衡,优选抗凝治疗;评分为 0 分者,无须抗凝治疗。需要我们注意的是,女性是一个年龄依赖性卒中风险因素,而并非本质上的风险因素。观察性研究显示没有其他风险因素的女性,虽然 CHA_2DS_2-VASc 评分为 1 分,但其卒中风险与 CHA_2DS_2-VASc 评分为 0 分的男性相似。但如果存在非性别卒中风险因素时,女性房颤卒中风险会显著高于男性。

表 4-2-6　非瓣膜病性心房颤动卒中风险评分(CHA_2DS_2-VASc 评分)

	危险因素	得分	备注
C	充血性心力衰竭 / 左心室功能障碍	1	临床心力衰竭;中 - 重度左室功能异常的客观依据;肥厚型心肌病
H	高血压	1	无论患者是否正在接受降压治疗
A	年龄 $\geqslant 75$ 岁	2	
D	糖尿病	1	无论患者是否正在接受降糖治疗
S	脑卒中 /TIA/ 血栓栓塞病史	2	既往卒中、短暂性脑缺血发作或其他血栓栓塞病史
V	血管疾病	1	既往心肌梗死、外周动脉疾病、主动脉斑块史
A	年龄(65~74 岁)	1	
Sc	性别(女性)	1	一项风险调整因素,而并非风险因素。

房颤患者抗凝治疗前除需进行 CHA$_2$DS$_2$-VASc 评分外，还需行出血风险评估，临床上常用 HAS-BLED 评分系统（表 4-2-7）。HAS-BLED 评分 ≥3 分为高出血风险。需要我们注意的是，不应将 HAS-BLED 评分增高视为抗凝治疗的禁忌证，因为即使在这类患者中，抗凝治疗的临床获益也很大。因此，对于高出血风险的患者，我们除了需要积极纠正其可逆的危险因素外，还需要增高随访的频率及对出血风险进行动态评估。

表 4-2-7 出血风险评分（HAS-BLED 评分）

	危险因素	得分	备注
H	高血压	1	高血压定义为收缩压>160mmHg
A	肝/肾功能异常（各1分）	1/2	肝功能异常定义为慢性肝病（如肝硬化）或胆红素>2倍正常值上限，谷丙转氨酶>3倍正常值上限 肾功能异常定义为慢性透析或肾移植或血清肌酐≥200μmol/L
S	脑卒中	1	既往缺血性或出血性卒中
B	出血	1	既往出血史和/或出血倾向
L	INR 值易波动	1	接受维生素 K 拮抗剂治疗的患者国际标准化比值（international normalized ratio，INR）不稳定，在治疗窗内的时间<60%
E	年龄>65 岁	1	
D	药物/嗜酒（各1分）	1/2	药物指合并应用抗血小板药物或非甾体抗炎药

华法林是房颤抗凝治疗的有效药物，其可以使房颤患者的卒中风险和死亡风险显著下降。而在合并瓣膜病的房颤患者中，华法林是唯一被证实安全、有效的药物。因此，在世界范围内许多房颤患者均在使用。应用华法林，使凝血酶原时间国际标准化比值（INR）维持在 2.0~3.0 之间，能安全而有效地预防脑卒中发生。但由于华法林的抗凝作用强度受许多因素（包括种族、性别、年龄、吸烟、伴发疾病、药物相互作用等）的影响，因此必需频繁监测 INR 以保证治疗窗内时间（time in therapeutic range，TTR）>70%。

随着新型口服抗凝药（new oral anticoagulants，NOACs）的问世，非瓣膜性房颤的抗凝治疗也有了新选择。在亚裔人群中，标准治疗剂量的直接凝血酶抑制剂（达比加群酯）及直接 Xa 因子抑制剂（利伐沙班、阿哌沙班等）比口服华法林更加安全有效。由于 NOACs 不需要常规监测凝血指标，且较少受食物、药物影响，因此更有利于坚持治疗。

对于 75 岁以上的老年患者，其肝血流减少、结构改变导致细胞色素 P450

酶活性下降；肾血流减少、肾小球滤过率下降导致抗栓药物排出减少；血浆蛋白水平明显降低，药物的蛋白结合率下降，游离药物浓度增加。上述改变可使药物半衰期延长，严重影响高龄患者的药物应用。因此：①对于年龄≥75岁的房颤患者，华法林抗凝的 INR 目标值定为 1.6~2.5；②对于年龄≥75岁的非瓣膜性房颤患者，推荐使用达比加群酯 110mg 每日 2 次口服，注意肌酐清除率（creatinine clearance rate, CCR）<30ml/min 是应用达比加群酯的禁忌证；③对于年龄≥75岁且 CCR>15ml/min 的非瓣膜性房颤患者，推荐应用直接Ⅹa因子抑制剂。④对于年龄≥75岁的非瓣膜性房颤患者推荐：利伐沙班 15mg 每日 1 次口服；阿哌沙班 2.5mg 每日 2 次口服；艾多沙班 30mg 每日 1 次口服。常用口服抗凝药物剂量见表 4-2-8。

表 4-2-8　常用口服抗凝药物剂量标准

	华法林	达比加群酯	利伐沙班	阿哌沙班	艾多沙班
标准计量	INR：2.0~3.0	150mg 每日 2 次	20mg 每日 1 次	5mg 每日 2 次	60mg 每日 1 次
减量	INR：1.6~2.5	110mg 每日 2 次	15mg 每日 1 次	2.5mg 每日 2 次	30/15mg 每日 1 次
减量标准	年龄≥75岁	年龄≥75岁；服用维拉帕米；出血风险增加者	年龄≥75岁；肌酐清除率 15~49ml/min	年龄≥75岁；体重≤60kg；血肌酐 1.5mg/dl（133μmol/L）	年龄≥75岁；肌酐清除率 30~50ml/min；体重≤60kg；联合服用维拉帕米、奎尼丁或决奈达隆

最后仍需要强调的是，对于房颤患者，无论是否行抗凝治疗，均需定期对卒中和出血风险进行重新评估，同时积极调整治疗方案。对于最初为低卒中风险的患者，应在 4~6 个月后重新评估卒中风险；对于高出血风险的抗凝患者，需更早、更频繁地复诊；对于口服华法林的患者，如 TTR<70%，应尽力提高 TTR，或是在确保良好的治疗依从性及持久性的基础上改用 NOACs。

（2）控制心室率：控制心室率是房颤管理与治疗过程中必不可少的一部分。临床研究表明，与复律后维持窦性心律的患者相比，持续性房颤患者经控制心室率加抗凝治疗的预后无显著差异。而且由于方法的简单易行，更适合老年人。

对于无症状且左心室收缩功能正常的房颤患者，建议控制静息心室率<110 次/min；对于症状明显或出现心动过速心肌病的房颤患者，应控制静

息心室率<80 次 /min 且中等运动时心室率<110 次 /min。同时对于达到严格心室率控制目标后,应行 24 小时动态心电图监测以评估是否有心动过缓和心脏停搏情况出现。

对于控制心室率药物的选择,依赖于患者的症状、伴发疾病及可能出现的副作用。可以单用或者联合应用 β 受体拮抗药、钙通道阻滞剂、洋地黄制剂和某些抗心律失常药物,但需注意这些药物的禁忌证。

1)β 受体拮抗药:房颤患者控制心室率的一线药物,对急性心房颤动的心室率控制效果好。

2)非二氢吡啶类钙通道阻滞药:维拉帕米和地尔硫䓬不仅能提供合理的心室率控制,还能改善房颤的相关症状。

3)洋地黄制剂:地高辛和洋地黄毒苷在交感驱动增强的房颤患者中无效。小剂量地高辛的使用可能使房颤患者的预后改善。

4)胺碘酮:对于联合治疗后心室率控制仍不达标的房颤患者,可以采用的最后措施,但该药物的心外副作用较大。

3. **心理调整** 心房颤动患者,尤其是消融或外科手术失败、房颤复发及永久性房颤的患者,常常会出现认知功能障碍、生活质量下降和焦虑抑郁情绪。对于这些患者,需要对其进行专业的心理测评。评估结果为轻度焦虑抑郁的患者,可先给予对症治疗,包括正确的疾病认知教育、运动治疗等,必要时可给予患者抗抑郁药物治疗。而对于评估结果提示为重度焦虑抑郁的患者,则需要请精神专科会诊或转诊至精神专科治疗。

(五) 心房颤动的治疗后再评估与调整

房颤的致残率、致死率极高,严重影响着患者的生活质量,是常见的心血管病患者住院和死亡的原因。这不仅给个人及家庭带来了严重影响,也给当今社会带来了沉重的负担。因此,对房颤患者的早期发现、早期治疗及全程规范化管理就显得尤为重要。

医养结合机构不仅可以对房颤患者的初步识别、规范化诊治和定期随访等进行全程化管理,还可以开展房颤的防治宣教,加强对房颤患者的健康管理及健康教育。同时建立房颤专病档案,做好信息管理工作。远程协同服务则可以充分发挥不同类别、不同级别医疗机构的协同作用,为房颤专病中心及远程心电网络的建立提供基础,同时也可以确保医养结合机构的危重症患者及时、有效的转诊。而二者结合的终极目标是规范房颤患者的临床诊疗行为,改善房颤患者预后。

1. **医疗机构的功能定位**

(1)医养结合机构:有条件的医养结合机构可开展房颤防治宣教、初步识别、接续治疗、康复和随访。结合上级医院已制定的诊疗方案进行规范诊治;

实施随访及定期体检;建立房颤专病档案,做好信息管理工作。开展健康教育,指导患者自我健康管理。参与房颤专病中心建设,与上级医院建立远程心电网络,进行房颤初步识别。

(2)上级医院:主要为有严重基础疾病及严重并发症、手术适应证的房颤患者提供诊疗服务。制定个体化的诊疗方案,将病情稳定者转至医养结合机构。通过远程协同服务等形式,提供会诊并协助医养结合机构制定治疗方案。对医养结合机构进行技术指导、业务培训和质控管理。鼓励建设房颤专病中心,建立房颤专病区域数据库,加强区域内房颤单病种管理工作。

2. **心房颤动的诊疗流程**(图4-2-1)

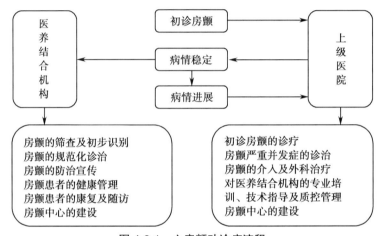

图4-2-1　心房颤动诊疗流程

3. **双向转诊标准**

(1)医养结合机构上转至上级医院的标准:①社区初诊或疑似房颤的患者。②基础疾病加重,经治疗不能缓解。③出现严重并发症,如血流动力学紊乱、血栓栓塞、抗凝出血情况、心力衰竭等。④符合介入诊疗和手术适应证者,包括导管消融、左心耳封堵、外科治疗等。

(2)上级医院下转至医养结合机构的标准:①病情稳定。②治疗方案已明确,需常规治疗和长期随访。③诊断明确的,可进行临终姑息治疗的终末期患者。

4. **房颤患者的随访**

(1)随访周期:上级医院及医养结合机构需根据房颤患者的病情制订不同的随访方案。建议药物治疗的患者每月随访一次,而手术患者则应根据具体的手术类型制订方案。患者可以结合自身的实际情况在医养结合机构进行随访或前往房颤门诊随访。

（2）随访内容：①房颤的发作频率；②是否规范化抗凝治疗；③药物／手术治疗安全性及有效性；④是否发生房颤相关心血管事件；⑤接受中医药治疗的患者，评估其症候变化。

（3）随访流程（图4-2-2）：

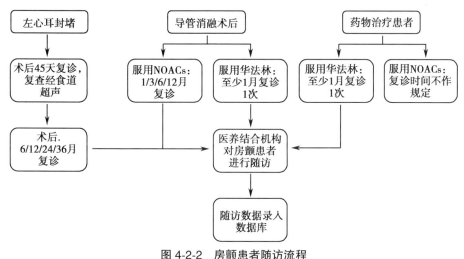

图 4-2-2　房颤患者随访流程

（孙雨萌　梁　宵　苏文亭　温荔媛　姜丽丝　郭媛媛）

第三节　消化系统疾病医养结合远程协同服务

一、胃食管反流病

（一）胃食管反流病医养结合远程协同服务适合人群

胃食管反流病（gastroesophageal reflux disease，GERD）是指胃内容物反流入食管引起不适症状和／或并发症的疾病。烧灼感和反流是最典型的症状。通常表现为胸骨后明显烧灼感、反酸、反食。部分患者可有胸痛、吞咽困难、食管异物感、嗳气及消化道外症状，如咽炎、哮喘、咳嗽、声音嘶哑、牙釉质腐蚀等。GERD可分为非糜烂性反流病（non erosive reflux disease，NERD）、糜烂性食管炎（erosive esoph-agitis，EE）和Barret食管（Barrett's esophagus，BE）三种类型。

确诊的GERD患者，可评估其分型、分级（轻或重度）、食管并发症（有无、性质和严重程度）、食管外表现（有无、与GERD症状的相关性）、心理、睡眠障碍(有无及其严重程度)等。必要时进行相关检查,给予患者个体化治疗。

转诊建议:

1. 紧急转诊　当患者有明显的报警症状发生时,如进行性吞咽困难、吞咽疼痛、体重减轻、贫血、呕血或黑便等。

2. 普通转诊

(1)怀疑有并发症(如食管狭窄或 Barrett 食管)的患者。

(2)对经验性治疗反应不佳,如给予 PPI 治疗 8~12 周后,并没有得到明显改善的难治性 GERD。

(3)需考虑内镜检查来帮助诊断,如肿瘤或感染等。

(4)需行内镜微创治疗或外科手术。

(二)胃食管反流病远程协同服务的数据采集及评估

1. 上消化道内镜检查　上消化道内镜检查对明确病因及评估 GERD 的严重程度具有重要意义。建议对初诊的患者先行内镜检查,同时结合病理活检结果排除肿瘤等疾病,对确诊的 GERD 患者,如出现报警征象,也应及时复查内镜。

2. GERD 问卷(GerdQ)　是诊断及评估 GERD 最简单有效的工具。问卷设计基于患者就诊前 1 周内的症状,诊断精确性高,且能评价 GERD 对患者生命质量的影响,评价患者的治疗效果(表 4-3-1)。

表 4-3-1　胃食管反流病问卷(GerdQ)

问题	症状评分 / 分			
	0d	1d	2~3d	4~7d
A. 阳性症状 您胸骨后出现烧灼感(烧心)	0	1	2	3
您感觉有胃内容物(液体或食物)上返至您的喉咙或口腔(反流)	0	1	2	3
B. 阴性症状 您感到上腹部中央疼痛	3	2	1	0
您感到恶心	3	2	1	0
C. 阳性影响 由于您的烧心和 / 或反流而难以获得良好夜间睡眠	0	1	2	3
除医师告知服用的药物外,您额外服药(如碳酸钙、氢氧化铝)以缓解烧心和 / 或反流	0	1	2	3

注:询问患者就诊前 1 周内以下相关症状出现的天数;阳性症状指支持 GERD 诊断的症状;阴性症状指不支持 GERD 诊断的症状;阳性影响指阳性症状对患者的影响;对于初诊患者,A+B+C ≥ 8 分,提示 GERD 诊断;C ≥ 3 分,提示 GERD 影响生命质量。用于监测 GERD 治疗效果时,A 与 C 任何一项评分 ≤ 1 分,提示治疗有效;A 与 C 任何一项评分 ≥ 2 分,提示治疗方案需调整。

3. **质子泵抑制剂（proton pump inhibitor，PPI）试验** 对有典型反流症状或疑有反流相关食管外症状的患者，尤其是上消化道内镜检查阴性时，可采用PPI诊断性治疗。对表现为食管症状的患者，服用标准剂量PPI，如奥美拉唑20mg、2次/d，疗程为2~4周，如最后一周症状完全消失或仅有1次轻度的反流症状，可诊断为PPI试验阳性。对表现为食管外症状的患者，一般疗程至少4周，但PPI试验阴性并不能完全排除GERD。

4. **食管反流监测** 食管反流监测是诊断GERD的有效检查方法，包括食管pH监测、食管阻抗pH监测和无线胶囊监测。难治性GERD患者可使用食管阻抗pH检测判断症状持续存在的原因。采用多电极监测食管pH，可全面了解患者食管内反流情况，包括酸性和/或碱性物质反流，特别是对反流水平（即是否存在高位反流、咽喉反流）的评价有帮助，在分析和解读pH监测结果时，要注意反流事件和症状的关联。

5. **食管测压** 食管测压不能直接诊断胃食管反流，但可帮助了解食管胃交界处的屏障功能，包括食管括约肌的功能、下食管括约肌的压力及松弛的频率。高分辨食管测压有助于了解胃食管连接部的解剖生理功能，食管动力学检测结果有助于治疗方案的选择，也是评估GERD患者是否适合手术治疗及预测手术疗效和术后并发症的重要指标。

6. **食管钡剂造影** 用于观察有无食管病变及胃食管反流，敏感性较低，可用于鉴别诊断。

（三）胃食管反流病医养结合的远程健康教育

随着年龄增长，LES压力和LES腹内的长度明显降低，胃食管交界处抗反流屏障功能降低；食管裂孔疝发病率明显增高，导致食管酸暴露的时间明显延长；食管体部原发性和继发性蠕动收缩能力下降，食管黏膜层黏液及唾液腺分泌唾液明显减少；消化不良和慢性便秘导致胃排空能力降低或腹内压力增高，均可导致GERD发病率增高。对患者的治疗应从GERD发生的危险因素入手，达到缓解症状、治愈食管炎、防治并发症的目的：

1. 避免饮食过饱和睡前进食；避免高脂餐和刺激性饮食，如酒、辛辣食物等。

2. 慎用如硝酸甘油、钙通道阻滞剂、抗胆碱能药物可能降低LES压力的药物及引起胃排空延迟的药物。

3. 鼓励肥胖患者减轻体重。

4. 积极治疗便秘、慢性咳嗽等可诱发腹压增加的疾病。

5. 睡眠时抬高床头15~20cm，以减少反流发生。

6. GERD通常PPI疗程为4~8周，鼓励患者足量足疗程治疗。

7. 心理指导，GERD特点是病情迁延反复，加重患者的思想负担，可通过积极沟通,消除患者顾虑,配合治疗。

(四)胃食管反流病远程医疗服务指导

由于老年人年龄跨度大且具有较强的异质性,对于老年人应首选非药物治疗,其次考虑药物治疗,注意抑酸药物与其他药物之间的相互作用。

1. 生活方式干预　改变生活方式是治疗 GERD 的基础,对于部分食管动力功能正常的老年人是最安全、最廉价的治疗方案。包括:

(1)节制饮食:进餐六到八分饱,避免进食降低 LES 压力的食物:浓茶、咖啡、巧克力等。戒烟、限制饮酒。

(2)避免降低 LES 压力和影响胃排空的药物:硝酸甘油、抗胆碱能药物、茶碱、钙通道阻滞剂等。

(3)减轻体重:尽量将 BMI 控制在 $<25kg/m^2$。

(4)减少引起腹压增高因素:肥胖、便秘、避免穿紧身衣、长时间弯腰劳作等。

(5)睡眠时抬高床头 15~20cm。

2. 药物治疗　根据病情给予个体化治疗,如抗酸剂(碳酸氢钠)、抑酸剂 [H_2 受体阻滞剂(H_2RA)和 PPI]、促动力剂(莫沙必利、多潘立酮等)以及黏膜保护剂(铝碳酸镁、硫糖铝、铋剂)等。

(1)联合用药:GERD 患者单独使用抑酸药物效果不理想,可考虑联合促动力药。

(2)维持治疗:包括按需治疗和长期治疗。NERD 及轻度食管炎患者可采用按需或者间歇治疗可以很好地控制症状。PPI 为首选药物。PPI 停药后复发、重度食管炎、食管狭窄、Barrett 食管的患者需要长期治疗。维持剂量可调整至患者无症状的最低剂量。

(3)难治性 GERD:对于双倍剂量 PPI 治疗 8 周后胃烧灼感或反酸症状无明显改善者,应考虑患者的依从性,优化 PPI 的使用。无效者在 PPI 停药后采用食管阻抗 pH 监测、内镜检查等进行评估,排除其他疾病。如患者明确存在病理性反流,或不能耐受长期服药,可考虑内镜或外科手术治疗。

(4)夜间酸突破:夜间酸突破是指在每天早晚餐前服用 PPI 治疗的情况下,夜间胃内 pH<4 持续时间>1 小时,可调整 PPI 用量,睡前加用 H_2RA 或应用血浆半衰期更长的 PPI 等。

(五)胃食管反流病治疗后再评估与调整

建立胃食管反流病患者健康档案,定期进行随访管理。

1. GERD 管理流程(图 4-3-1)。

2. 随访内容　全面病史,症状发作情况,生活方式改善情况,对抗酸药物治疗反应;体格检查如血压、心率、心律、身高、体重、腰围等。必要时可行内镜检查,评估患者的发病风险及并存的临床情况,是确定治疗方案的基础。

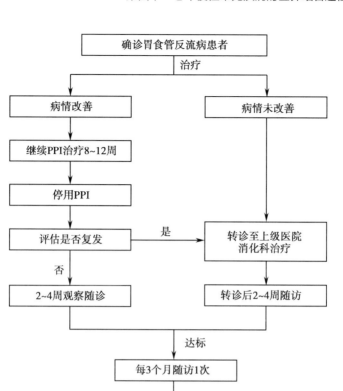

图 4-3-1 胃食管反流病管理流程

3. **评估内容** 全面病史,症状复发情况,生活方式改善情况,对抗酸药物治疗反应;查体(身高、体重、腰围)。

4. **评估频率**

(1)未达标:①随访频率:每 2~4 周 1 次,直至达标;②随访内容:病史症状发生情况,对药物治疗反应,查体(身高、体重、腰围),生活方式评估及建议。

(2)已达标:①随访频率:每 3 个月 1 次;②随访内容:症状复发情况,查体(身高、体重、腰围),生活方式评估及建议;③年度评估:除上述每 3 个月随访事项外,必要时可行内镜检查、评估病情。

二、慢性便秘

便秘是指一种(组)临床症状,表现为排便困难和 / 或排便次数减少(每周 <3 次)、粪便干硬。排便困难包括排便费力、排出困难、肛门直肠堵塞感、排便不尽感、排便费时以及需手法辅助排便,是一种严重影响患者生活质量的慢性疾病。慢性便秘的病程至少为 6 个月。

（一）慢性便秘医养结合远程协同服务适合人群

慢性功能性便秘的诊断目前主要采用罗马Ⅳ诊断标准：①必须包括以下2项或2项以上：至少25%的排便感到费力；至少25%的排便为硬便；至少25%的排便有不尽感；至少25%的排便有肛门直肠梗阻感和/或堵塞感；至少25%的排便需手法辅助，每周自发（未使用缓泻剂）排便<3次。②不用泻药时很少出现稀便。③不符合肠易激综合征的诊断标准。便秘按照程度可分为轻、中、重度。

便秘患者出现报警征象，包括粪便隐血试验阳性、便血、贫血、消瘦、腹痛持续加剧、腹部包块等以及有结、直肠息肉史和结、直肠肿瘤家族史等情况时，应与器质性疾病鉴别。

对年龄较轻、病程较长、无肿瘤危险因素或相关表现、粪便隐血试验阴性的患者，可先给予经验性治疗，根据疗效、病情变化及患者意愿，决定是否进行相应检查。对年龄>40岁、有报警征象者，应进行必要的实验室、影像学和结肠镜检查，以明确便秘是否为器质性疾病所致、是否伴有结直肠形态学改变。

转诊建议

1. 及时转诊

（1）有报警征象。

（2）重度便秘。

（3）器质性疾病导致的便秘病情严重者，或出现肠梗阻、肠穿孔、腹膜炎等并发症。

（4）需要手术者。

2. 普通转诊

（1）经验治疗（2~4周）无效或难治性便秘者。

（2）需要进一步检查排除器质性疾病。

（二）慢性便秘远程协同服务的数据采集及评估

1. 粪便常规、隐血试验检查　观察粪便颜色、性状等。部分消化道肿瘤癌患者可出现排便习惯及性状改变、粪便隐血试验阳性。

2. 直肠指检　直肠指检能观察直肠肛周病变以及肛门括约肌的功能状态。

3. 腹部X线平片（即"腹平片"）　腹平片可用于观察有无液平、肠管扩张，作为临床病史及体格检查的补充。

4. 结肠镜检查　结合病理，结肠镜检查可以直观地诊断肠道的器质性病变，如结、直肠息肉、肿瘤等。

5. 结肠传输试验　通过拍摄腹平片追踪口服的观察不透X线的标志物在结肠内运行的部位和时间，可以协助判断结肠内容物运行的速度及受阻部位,用于评估便秘是出口梗阻型还是传输型。

6. 排粪造影检查　通过直肠注入钡糊来模拟生理性排便,在放射线下动态观察肛门直肠的功能变化。用于诊断便秘相关的直肠肛门部位疾病。磁共振排粪造影可对比观察盆腔软组织结构。为治疗难治性排便障碍型便秘确定手术方式提供参考。

7. 肛管直肠压力测定　直肠内置入压力测定装置,观察在肛门收缩和放松时,肛门内外括约肌、盆底、直肠功能及协调情况,可帮助诊断出口梗阻型便秘。

8. 球囊逼出试验　球囊逼出试验可反映肛门直肠对球囊的排出能力,是简便易行的功能性排便障碍的筛查方法。

9. 肛门肌电图检查　用于观察盆底肌中耻骨直肠肌、外括约肌的功能,判断便秘是否为肌源性。

（三）慢性便秘医养结合的远程健康教育

1. 便秘的危险因素　向患者宣教便秘相关的病因、诱发因素及危险因素,包括高龄、女性、低体重指数、文化程度低、生活方式、饮食习惯(低纤维素食物、水分摄入不足)、滥用泻药和精神心理因素等。

2. 便秘的危害　告知患者便秘的危害,便秘可导致基础性疾病的患者病情加重发生意外,如脑血管意外、急性心肌梗死时;且与肛裂、痔疮等肛肠疾病有密切关系,提高患者对便秘防治的依从性。

3. 便秘的自我预防技巧　应从膳食、运动、排便习惯、精神心理等方面向患者宣教预防便秘的技巧,包括多进食高纤维含量的食物;每天摄入 1.5~2.0L 水,坚持适当锻炼;养成定时排便的习惯;生活节奏发生变化时,及时自我调节,按时如厕。

4. 病情的自我监测与管理　教会患者识别便秘,区分轻、中、重 3 种便秘程度,告知患者便秘治疗的基本原则、药物的选择方法、药物的不良反应,以提升患者自我管理的能力,避免滥用泻药,让患者知道何时该寻求医生的帮助,配合医生的管理。

（四）慢性便秘的远程医疗服务指导

治疗目的是缓解症状,恢复正常肠道动力和排便生理功能。

1. 基础治疗

(1)调整生活方式:合理膳食、多饮水、适度运动、建立良好的排便习惯。包括:进食高纤维食物(25~35g/d),保证水分摄入(1.5~2.0L/d);卧床及老年患者坚持适度运动;建议患者尝试在晨起或餐后 2 小时内排便(时间<10min/ 次)。

(2)认知治疗:慢性便秘的危险因素包括高龄、女性、文化程度和精神、心理因素等方面。加强患者对疾病的主观认识,有助于慢性便秘的治疗。

2. **药物治疗**　如经过 4~8 周的基础治疗无效,可根据便秘类型及病情选择药物治疗。轻、中度便秘患者,可选用容积性或渗透性泻药,必要时联合使用;重度便秘患者可在此基础上联合选用促动力药或促分泌药。慢传输型便秘缺乏便意,可选用容积性、渗透性、促动力泻药,必要时可联合用药;生物反馈是治疗排便障碍型便秘的主要措施,也可适当使用渗透性、容积性泻药;便秘型肠易激综合征应注重心理治疗,可选用渗透性泻药。便秘常用药物分类、特点及注意事项见表 4-3-2。

表 4-3-2　便秘的常用药物分类、特点及注意事项

分类	特点及注意事项	常用代表性药物
通便药		
容积性泻药	增加粪便含水量和粪便体积,主要用于轻度便秘、服药时应补充足够的液体	欧车前、聚卡波非钙、麦麸
渗透性泻药	肠内形成高渗状态,吸收水分,增加体积,刺激蠕动,可用于轻中度便秘患者。聚乙二醇不被肠道吸收代谢,不良反应少;乳果糖可促进生理性细菌的生长;过量盐类可引起电解质紊乱,老年人及肾功能减退者应慎用	聚乙二醇、乳果糖、盐类
刺激性泻药	作用于肠神经系统,增强肠道动力和刺激肠道分泌。短期按需用比沙可啶是安全有效的;动物实验中发现酚酞可能有致癌作用,该药已被撤出市场。长期使用刺激性泻药可能导致不可逆的肠神经损害,长期蒽醌类药物致结肠黑便病(与肿瘤关系存争议),建议短期、间断使用刺激性泻药	比沙可啶、酚酞、蒽醌类、蓖麻油
促动力药	作用于肠神经末梢,释放运动性神经递质,拮抗抑制性神经递质或直接作用于平滑肌,增加肠道动力,对慢传输型便秘有较好的疗效。有研究表明,高选择性 5- 羟色胺 4 受体激动剂安全性耐受性良好	普芦卡必利
促分泌药	刺激肠液分泌,促进排便	利那洛肽、鲁比前列酮
益生菌/益生元	通过调节肠道菌群失衡,促进肠道蠕动和肠道动力恢复改善便秘症状。推荐作为慢性便秘的长期辅助用药	双歧杆菌、乳杆菌、枯草杆菌等
灌肠药和栓剂	润滑并刺激肠壁,软化粪便,适用于粪便干结、嵌塞患者临时使用	甘油、复方角菜酸酯制剂

3. **中医中药**　中药以及中医按摩、推拿等可以改善便秘的症状,但尚缺乏循证医学证据支持。

4. **精神心理治疗**　对于伴有明显的抑郁、焦虑障碍和睡眠障碍的患者,需要进行精神心理治疗,严重者可予抗抑郁、焦虑药物治疗和 / 或转至精神心理科接受专科治疗。

除此之外,盆底肌功能障碍所致便秘,可尝试生物反馈治疗,即通过测压和肌电设备使患者直观地感知排便时盆底肌的功能状态,"意会"在排便时如何放松盆底肌,同时增加腹内压实现排便的疗法。手术治疗应严格掌握适应证,术前全面评估患者肠道功能及形态学异常。

(五) 慢性便秘治疗后再评估与调整

建立老年慢性便秘患者健康档案,定期进行随访管理。

1. **管理流程**(图 4-3-2)。

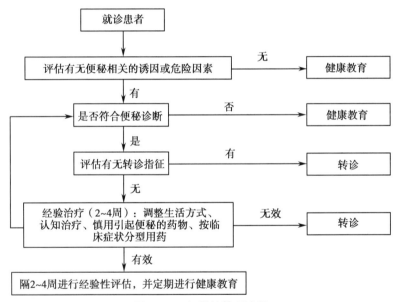

图 4-3-2　便秘的管理流程

2. **评估有无便秘相关的诱因或危险因素**　患者的性别、年龄、饮食习惯(是否存在低纤维素食物、水分摄入不足)、生活节奏、工作改变、精神情绪(如抑郁、焦虑等)以及从事何种职业;有无报警征象;有无铅接触史;有无泻药、吗啡、神经阻滞剂等药物接触史;有无糖尿病、垂体功能减退、甲状腺功能减退、结直肠、肛门部位疾病等病史。

3. **随访内容**　调整生活方式、认知治疗,慎用引起便秘的药物,按临床症状分型用药,经验治疗 2~4 周;若治疗有效隔 2~4 周进行经验性评估,如治疗无效,积极查明病因,必要时转诊。

(芦　曦　王　鹏　韩礼欧)

第四节　呼吸系统疾病医养
结合远程协同服务

一、呼吸睡眠暂停低通气综合征

阻塞性睡眠呼吸暂停低通气综合征(obstructive sleep apnea hypopnea syndrome,OSAHS)在睡眠呼吸疾病中较为常见,是呼吸内科常见的一种慢性疾病,我国流行病学调查结果显示 OSAHS 患病率为 3.5%~8%,女性和男性患者比例大约为 1:(2~4)。医养结合远程协同服务系统的建立与发展,让偏远地区的 OSAHS 患者得到了早期的诊断与治疗。此外,所有 OSAHS 患者还可以实现居家监测,医务人员通过远程协同系统随时调整患者治疗方案。随着现代社会人口老龄化逐步进展,OSAHS 患病率增加,如何更好地解决 OSAHS 患者的医疗和养老问题之间的关系是当今研究的热点,远程协同服务医养结合模式是传统养老模式的发展与延伸,得到了社会的广泛关注。

(一) 睡眠呼吸暂停综合征医养结合远程协同服务的适合人群

随着年龄的增长,OSAHS 的患病率增加,绝经前的女性患病率低于男性,女性绝经后患病者增多。肥胖也是 OSAHS 的主要危险因素之一。应用医养结合远程协同服务系统对 OSAHS 高危人群进行筛查,对 OSAHS 确诊患者进行生活健康教育、远程病情监测及医疗服务指导。

1. OSAHS 患者需要线下就诊的情况　老年人占 OSAHS 群体中比例较大,由于我国人口老龄化问题日益加重,老年人受文化程度与自身健康状况的影响,远程医疗的线上治疗与监测实现会受限,在老年人群中,应积极发挥养老院、社区卫生服务中心、基层医院的作用,社区医务人员帮助老年人及家属完善家庭和社区诊疗,提高睡眠疾病患者的早期诊疗能力。在"医养结合"体系中,"医"和"养"两种模式根据患者病情变化和依照诊疗标准要求是可以相互转化的,"医"的状态是指急性突发疾病和慢性基础疾病加重,"养"的状态是指慢性病稳定期患者但生活不能自理或需要专业护理及康复治疗。通过远程协同服务系统多方合作实现信息在医养之间跨距离、跨时间、跨地域的实时传递,早期发现老年 OSAHS 患者并及时送至医疗机构进行早期诊断与治疗,最大限度地提高医疗诊治效率,降低医疗成本及老年人的死亡率,实现社会资源的最大化利用。

2. OSAHS 患者转诊情况　双向转诊其中包括上转和下转。上转是基层医院或者养老院将患者转至上级综合医院,下转是指经医院积极治疗后,符合出院标准的患者转至养老院或社区卫生机构。

社区医务人员通过评估 OSAHS 患者病情的严重程度,以下几种情况会使用远程协同服务系统实现上级转诊。①患者在临床上症状和体征支持OSAHS 但同时存在难以解释的疲劳或白天嗜睡;②临床上怀疑 OSAHS 却不能确诊者;③疑似有肥胖低通气综合征;④难以解释的红细胞增多症或白天低氧血症;⑤需要佩戴口腔矫治器或进行无创通气治疗,外科手术而社区不具备专业条件的。若患者需要转诊至上级定点综合医疗机构,社区医务人员会告知医养结合远程服务管理人员。医养结合远程协同服务负责人员将通过转诊平台将患者相关疾病信息及治疗经过发送至定点合作医院。经过该科室会诊讨论决定接收后将有组织有流程安排患者转诊。这样不仅能为患者安排适宜的转诊时间,避免了因路途奔波导致病情恶化的可能,提高了转诊的安全性及效率。双向转诊过程中,社区医务人员会实时监测患者生命体征及病情变化,在远程系统服务系统进行数据记录,为患者后续治疗方案的制定提供参考。

(二) 睡眠呼吸暂停综合征远程协同服务的数据采集及评估

远程协同服务模式不仅可以突破空间与时间的限制,还通过通信、计算机、医疗等技术与相关设备对语音、图像及视频等资料进行传送,实现 OSAHS 患者与医护人员"面对面"沟通。远程协同服务模式可以长时程管理患者,实时监测患者病情的变化。

1. 便携式睡眠监测仪的使用与评估　便携式睡眠监测(portable monitoring,PM)是一种可以分析多种睡眠相关生理数据并同时记录的设备,PM 可以在养老院、医院普通病房及监护室、患者家中使用。由于 PM 对睡眠干扰性小,传感器小且容易佩戴,对患者日常睡眠影响小,容易被患者接受。PM 将患者监测期间呼吸事件总次数、血氧饱和度下降情况、监测期间心率(最慢心率、最快心率和平均心率)信息传输到远程系统,可以实现信息移动的远程共享,协助患者诊断并监测睡眠疾病,具有实用、简便的优点。PM 也有一定的局限性,仅在睡眠呼吸疾病中起着诊断的作用,没有诊断其他睡眠疾病的功能。在医院之外佩戴 PM 可能会出现传感器脱落、仪器故障、错误操作等问题造成监测数据的缺失,需要优化相关制度给患者提供安全监测的保障。

2. 无创呼吸机的使用与评估　在传统医疗模式中,OSAHS 患者需要到睡眠治疗门诊就诊,在睡眠中心完成夜间多导睡眠监测(polysomnography,PSG)并对其进行压力测定。同时患者需要在门诊完善检查进行定期随访。因睡眠中心 PSG 需要患者在睡眠中心监测一夜,耗费时间较长,不适合远程协同医疗服务。随着家庭睡眠呼吸暂停监测的技术逐步发展,监测睡眠和呼吸的可穿戴设备已在临床广泛使用。目前首选的治疗方案仍是无创呼吸机。远程医疗协同服务的发展实现了家庭睡眠呼吸暂停监测的普及,患者可首次在睡眠中心就诊后,回到家庭中进行睡眠呼吸暂停监测,同时使用自动持续气道正压通气(auto-continuous positive airway pressure, APAP)治疗,远程服务系统监测呼吸机相关参数及患者血氧饱和度的变化。及时调整治疗方案,OSAHS 患者得到了及时的诊治。根据患者睡眠呼吸暂停次数及夜间最低血氧饱和度指标,对 OSAHS 疾病严重程度进行分级(表 4-4-1)。此外,患者通过视频或者电话与远程医生进行首次问诊,将穿戴的监测设备邮寄,在院外行相关监测并完善 APAP 治疗,网络交互平台可显示通过无线调制解调器的正压通气设备同步的治疗数据,相关负责医生可通过该平台对患者进行远程指导治疗,定期随访。

表 4-4-1　OSAHS 病情程度分级

病情分度	睡眠呼吸暂停次数 /(次·h^{-1})	夜间最低血氧饱和度 /%
轻度	5~15	85~90
中度	>15~30	80~<85
重度	>30	<80

基层及社区卫生服务中心等医疗机构可以安装一些睡眠监测系统,包括可判读睡眠状态的脑电图、眼动电图、肌电图及呼吸信号的 II 级睡眠监测等。监测数据可实时上传至可移动的电子设备如手机及平板电脑,实时监测重症监护室患者的病情变化。同时在有限的距离内通过无线传输系统将信号实时传输到远程医疗服务平台。如果监测电极出现故障或脱落,远程系统协同服务人员通过系统告知医务人员进行处理。

3. **睡眠中心外睡眠监测的使用与评估**　便携式远程睡眠呼吸暂停监测也被称为睡眠中心外睡眠监测(out-of-center sleep test, OCST),可以用来监测睡眠疾病的中重度 OSAHS 或不伴有合并症的患者,OSCT 可以监测呼吸频率、气流、心率及血氧饱和度等,其中 III 型监测设备在远程睡眠医学系统中普遍应用,通过视频教学对患者及家属进行指导,从而保证患者家庭睡眠监测的有效率,若出现相关设备信号问题,可与医务人员沟通,必要时重复监测。睡眠监测还包含多种可穿戴设备,该设备包括指环或手环采集相关信号,包含血氧指标等,监测呼吸运动,经过计算出血氧饱和度、心率及呼吸暂停的次数,此外,目前具有应用前景的方式还包括手机鼾声采集仪器及监测血氧探头,可提高 OSAHS 在普通人群中的诊断率(表 4-4-2、表 4-4-3)。

表 4-4-2 不同监测模式下监测的数据指标汇总

姓名	年龄 /岁	OSAHS 分级	监测模式	监测时间 /小时	血氧饱和度 /%	呼吸频率 /(次·min⁻¹)	心率 /(次·min⁻¹)

表 4-4-3 PAP 模式下参数指标监测记录表

姓名	年龄 /岁	使用时长	PAP 流量	PAP 压力	PAP 漏气量	残余呼吸事件

（三）睡眠呼吸暂停综合征医养结合的健康教育与预防

1. OSAHS 相关临床表现及诊断 OSAHS 患者在夜间睡眠过程中会反复出现呼吸暂停及觉醒，睡眠及呼吸节律紊乱，打鼾并且鼾声无规律。还可自觉夜尿增多，憋气，晨起口干，头痛，记忆力下降，白天嗜睡明显，严重的患者可以出现智力、行为、心理异常等，可伴有体重进行性增加。OSAHS 患者由于反复发作夜间间断性缺氧及睡眠结构的破坏，可引起靶器官的功能受损，包括高血压、2 型糖尿病及胰岛素抵抗、冠心病、心力衰竭、心律失常、慢性肺源性心脏病、脑卒中、肾功能及肝功能损害等。对于 OSAHS 患者嗜睡的主观评价包括两种，Epworth 嗜睡量表（Epworth sleepiness scale，ESS）和斯坦福嗜睡量表，目前多采用 ESS 嗜睡量表（表 4-4-4）。

表 4-4-4 Epworth 嗜睡量表 ESS

以下情况有无瞌睡的可能性	从不(0)	很少(1)	有时(2)	经常(3)
坐位看电视时				
在公共场所坐着不动时（如开会）				
长时间坐车中间不休息（时间超过 1 小时）				
坐位阅读时				
坐着与人谈话时				
饭后休息时（未饮酒时）				
开车等红绿灯时				
下午静卧休息时				

其中睡眠呼吸暂停指数（apnea hypopnea index，AHI）是指睡眠中平均每小时低通气的次数与呼吸暂停次数的总和。OSAHS 患者临床症状有：典型的日间嗜睡（ESS 评分 ≥9 分）、在夜晚睡眠期间出现打鼾同时伴有呼吸暂停，体格检查可见异常体征包括：扁桃体的肥大和悬雍垂的粗大，腺样体增生伴有咽部管腔狭窄。OSAHS 的确诊包括：① AHI>5 次/h；②在日间嗜睡不明显的患者中（ESS 评分<9 分），若 AHI ≥10 次/h 或 AHI ≥5 次/h 同时存在高血压、糖尿病、脑血管相关疾病、冠状动脉粥样硬化性心脏病、认知功能的障碍和失眠情况等 1 项或 1 项以上 OSAHS 合并症者。

2. **OSAHS 患者的健康教育** 医养结合远程服务系统将在线上收集 OSAHS 患者的基本信息及健康状况，同时实现信息共享。给予患者普及健康知识，提供健康咨询及健康管理等服务；线下由养老机构、社区卫生服务中心、卫生医疗机构等通过整合医疗与养老资源，为需要住院的 OSAHS 患者提供住院治疗绿色通道、生活护理、心理疏导、临终关怀等一系列服务。线上和线下做到有效衔接，可以提高服务的及时性，实现医疗资源的充分利用，促进医养结合平台更好地发展。医务人员对 OSAHS 患者进行多方面的指导。通过远程协同服务对 OSAHS 患者护理患者的家属进行 OSAHS 知识的培训与宣教，应用简单易于理解的方式使患者了解 OSAHS 疾病的危险性，以及无创呼吸机的使用。OSAHS 患者应控制体重，监测上气道解剖结构是否异常，避免长期饮酒吸烟，谨慎口服镇静催眠类药物或肌肉松弛药。OSAHS 患者应同时完善检查是否有其他相关疾病：包括甲状腺功能减退、肢端肥大症、心功能不全、脑卒中、胃食管反流及神经肌肉疾病等，社区及基层卫生机构提高对 OSAHS 的认识与宣传，并对患者进行健康教育。

3. **远程医疗指导下 OSAHS 患者生活方式的调整** OSAHS 患者的主要治疗方案包括 OSAHS 病因的治疗和常规治疗，目前尚无确切的可以使用的药物。常规治疗包括戒烟戒酒，CPAP 辅助治疗和佩戴口腔矫治器，必要时进行外科治疗。

（1）生活方式调整：戒烟戒酒，谨慎使用镇静催眠类相关的药物，目前认为 OSAHS 发生的独立危险因素包括肥胖和超重，所有确诊为 OSAHS 的患者都应该有效的控制体重和减肥，对肥胖的治疗和管理不仅包括减轻体重，还包含有关的健康风险干预促进患者健康。减轻体重的方法包括以下几种：医学营养的治疗和对患者行为认知的干预，增加体力活动量，必要时应用药物治疗和手术治疗。其中医学营养的治疗、行为认知的干预和体力活动在肥胖治疗的始终起着重要的作用。

1）医学营养治疗原则包括：减少总摄食物量；减少饮料等食物中能量的摄取；避免暴饮暴食；避免餐间零食；避免睡前进餐。考虑 OSAHS 患者体力活动强度及营养需求,伴发疾病情况,设计个体化饮食方案。对于肥胖患者平衡膳食要求碳水化合物提供的能量为 60%~65%、蛋白质提供的能量为 15%~20%、脂肪提供的能量为 25% 左右。远程协同服务系统会提供饮食日志,根据每个患者不同病情及要求,制定满足能量要求,定量的饮食管理方案。此外,OSAHS 患者应增加谷物及膳食纤维素食物、蔬菜水果的摄取,减少高脂肪食物的摄取。远程服务系统医护人员通过实时监测患者体重和病情变化,及时调整饮食营养方案。

2)体力活动:根据 OSAHS 患者的运动能力和健康状况,制定循序渐进的方案。包括增加每日的运动总量。调整长时间坐位等不良生活习惯。OSAHS 患者每日制定 30~60 分钟强度中等的体力运动。监测患者心率为 100~120 次 /min。远程监测系统根据患者体能兴趣及年龄,制订体力活动量的计划,每日消耗的能量的 50% 由体力活动能量消耗来解决。

3)肥胖患者药物治疗:OSAHS 肥胖患者有如下情况可以使用药物治疗:不论是否有并发症,3~6 个月单纯控制饮食和增加体力活动量调整体重减轻不足 5%,甚至体重仍增加。可考虑药物辅助治疗。建议使用药物 3 个月后进行效果评价。如果在糖尿病患者中体重下降>3%,或者非糖尿病患者中下降>5%,考虑药物治疗有效,可继续用药。用药初期应密切监测患者是否出现药物不良反应。至少每 2~4 周一次,3 个月后每月监测 1 次。

(2)病因治疗:首先明确引起 OSAHS 或者使其加重的一些基础疾病。如甲状腺功能减退需要口服甲状腺素治疗,心功能不全的患者积极治疗心脏疾病,纠正心脏功能,基础疾病有效治疗后可以明显改善 OSAHS 患者症状。无创呼吸机治疗是 OSAHS 患者首选的治疗方式。初次使用无创呼吸机通气治疗时,需要远程团队专业指导进行压力测定,每周进行随访监测。

(3)心理康复护理指导调整:远程或视频方式心理疏导排除患者焦虑抑郁情绪,通过远程医疗指导侧卧位睡眠。体位性 OSAHS 患者非仰卧位睡眠发生睡眠呼吸暂停指数比仰卧位睡眠时可以下降 50% 甚至更多,指导患者体位疗法 - 侧卧位睡眠十分重要。通过远程系统线上或者线下给予患者睡眠教育的培训与指导,目前已有多种体位睡眠治疗设备可以使用,包括胸部抗仰卧绷带、强制侧卧位睡眠装置等,其治疗效果有待进一步评估。对于轻中度 OSAHS 或者单纯打鼾,不能耐受呼吸机使用的患者,可以使用口腔矫正器替代治疗,对于存在重度牙周及下颌关节炎及功能障碍的患者不能使用口腔矫正器。

(四)睡眠呼吸暂停综合征的远程医疗服务指导

1. 实时远程医疗服务　通过远程医疗方式,医生与患者虽在不同地点,可实时进行疾病的诊断与治疗。医生通过视频问诊与查体为患者提供初步的诊断与治疗方案。OSAHS 患者在治疗过程中,远程医生远程指导 OSAHS 设备的穿戴及需要监测记录的指标,无创呼吸机及相关监测设备的佩戴方式。每周医生会对 OSAHS 患者进行随访,根据病情变化随时调整呼吸机相关参数。

2. 非实时远程医疗服务　非实时远程医疗服务可以实现医生与患者之间在不同的地点与时间进行沟通。患者通过电子信息方式如邮件、短信等方式与医生进行病情沟通。医生通过调查问卷反馈监测患者呼吸机使用情况,远程对患者进行健康教育提高其治疗的依从性。基层医生通过远程平台线上将患者基本信息及病史完善,并实现远程信息共享,上级医院医生可以随时了解 OSAHS 患者情况。OSAHS 患者使用监测设备的治疗数据实时上传至平台,医生通过表格记录并分析呼吸机及监测设备治疗参数是否需要调整。此外,智能手机安装移动程序监测可穿戴设备的数据(包括呼吸、心率、血氧饱和度及呼吸暂停次数等)系统将这些数据传输至远程医生端。医生通过这些数据监测患者病情调整治疗方案。

(五) 睡眠呼吸暂停综合征治疗后再评估与调整

OSAHS 疾病具有慢性全身性的特点,可引起猝死甚至严重的交通事故。OSAHS 患者治疗方式包括病因治疗及呼吸机辅助支持治疗等。手术不是本疾病的首选治疗方式,需要严格把握手术适应证,患者通过远程医疗平台将病情变化及所遇到的问题及时记录传输给远程医生。医生通过远程平台对 OSHAS 患者进行全面的评估,可以在网络平台直接指导调整呼吸机参数,随时调整治疗方案,监测患者的治疗效果与依从性。此外,患者可以通过平台进行自我管理,通过学习睡眠疾病相关知识,睡眠相关保健知识及时识别到问题并加以改正,改善治疗效果(图 4-4-1)。

二、慢性阻塞性肺疾病

慢性阻塞性肺疾病(chronic obstructive pulmonary disease,COPD)是呼吸系统常见的一种慢性疾病,不仅起病隐匿,而且病程进展不可逆反复发作。COPD 患病人数逐年呈现上升趋势,我国 2002—2004 年 40 岁以上人群中 COPD 的患病率为 8.2%,患病率在 2012—2014 年上升至 13.7%。COPD好发于老年人且病死率高,给家庭和社会造成了极大的经济负担。因此对于 COPD 患者的健康管理,规范诊疗十分重要。医养结合远程协同服务系统对 COPD 患者提供健康管理,老年慢性病防治及保健康复、远程医疗等一系列服务。通过推动基层 COPD 防治体系制度建设,提高社区及基层医生对 COPD的认知及诊疗能力、提高对老年 COPD 患者生理心理及精神状态的重视,为 COPD 疾病患者的管理和防治提供综合平台。

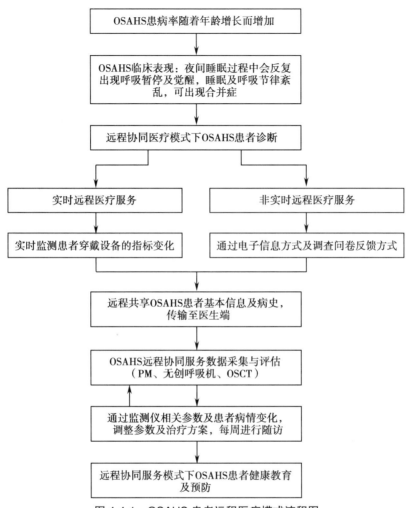

图 4-4-1　OSAHS 患者远程医疗模式流程图

（一）慢性阻塞性肺疾病医养结合远程协同服务的适合人群

1. COPD 人群的远程管理系统的建立　COPD 患者在国内国外均有较高的发病率,病死率也较高,给社会带来巨大的经济压力,COPD 防治形势十分严峻。通过医养结合平台,建立 COPD 综合防治网络体系,包括对高危人群的筛查,健康宣教,建立个人电子健康档案包括患者的既往病史、暴露因素、就诊次数及治疗方案,用药及随访记录等。同时对患者进行分级管理。COPD 患者常常合并全身疾病,包括心血管疾病和糖尿病,骨质疏松、焦虑和抑郁等慢性疾病。这些合并症的出现导致 COPD 患者病情急性加重住院或者出现死亡。COPD 患者分级取决于气流的受限程度大小和对健康情况的影响,还包括远期的不良风险的评价等(COPD 患者的急性加重期、住院或死亡)。依据患者症状和气流受限的程度,合并症的出现及急性加重风险等方面将患者分为 A-D 四组(表 4-4-5)。

表 4-4-5 稳定期 COPD 患者危险程度分组

风险	症状少	症状多
低风险	A 组	B 组
高风险	C 组	D 组

医养结合远程协同系统分类管理 A~D 不同组别的患者,呼吸科医生根据稳定期 COPD 的患者分组,制定详细的治疗方案,由社区卫生机构及患者家属执行。同时制定远程会诊及转诊方案。建立良性循环管理模式。在网络信息平台,实现资源、技术、设备的共享,对 COPD 患者的预防保健、疾病诊治、护理康复等多个环节进行全方位整合。稳定期 COPD 患者病情变化或者急性加重时,及时远程会诊,经过医养平台远程专家视频讨论是否需要转至上级医院进一步诊治。医生通过医养平台可以对患者病情进行监测,为患者提供个性化的医疗服务和长期的健康管理。

2. COPD 患者的远程转诊 COPD 患者病情发生急性加重的主要原因是呼吸道感染,若患者不能得到及时诊治,呼吸道阻力增加,呼吸负荷量增大,呼吸中枢发生麻痹进而导致呼吸衰竭,随着病情进一步加重,可出现全身并发症甚至可能引起多脏器功能障碍综合征,COPD 患者死亡的原因常常是由于病情急性加重并伴发严重的呼吸衰竭。因此应实时监测急性加重期患者的生命体征,呼吸衰竭严重时,血氧饱和度进行性下降 <90%,呼吸频率 >20 次 /min,心电监护显示心脏节律或者波形异常,网络平台显示报警信号,社区医生通过医养结合平台提前告知转运 120 准备无创呼吸机及抢救物品。转运途中保持患者呼吸道通畅,改善患者通气和氧合功能,静脉点滴茶碱类药物,舒张支气管平滑肌,显著改善呼吸功能,给予患者积极的抢救,保证患者顺利转至上级定点医院。

(二)慢性阻塞性肺疾病远程协同服务的数据采集及评估

1. 采集的相关内容及评估方式 通过政府部门的协调建立医养结合服务平台,完善平台服务内容及形式,老年基本信息可数据化,可以实现家庭、社区卫生服务中心、定点医院的资源共享,打破了养老模式的限制。对于生活可自理的 COPD 老年人进行居家养老管理,社区给予患者佩戴监测生命体征的手环,通过平台对老年人进行健康教育,护理团队定期上门监督并指导患者饮食及药物的使用。定期为患者复查肺功能,监测肺功能的变化,必要时调整吸入药物的剂量。对于患病生活不能自理甚至长期卧床的 COPD 患者进行养老院养老管理,医养结合平台给予患者提供配套的医疗及养老方案,同时做到医疗机构与养老机构的"软硬结合"。此外对于病情较重的老年人又想居家的双重要求,可以通过平台预约分时段护理模式,管理平台安排特定陪护人员按照预约时间负责老年 COPD 患者的生活饮食护理等。

2. **采集的手段及评估方式** 既往研究表明由于基层及社区对 COPD 的诊治程度较低,COPD 患者肺功能检查率只有 6.5%,在一些偏远地区进行肺功能检查的患者比例更低,因而大多数患者不能得到早期的诊断与治疗。大部分患者只有症状明显加重甚至出现严重并发症时才就诊,但是已经错过了最佳的治疗时间,生活质量明显下降。医养结合远程服务协作平台通过对老年人信息资源整合,对 COPD 高危人群健康教育,做到早发现早治疗,定期随访。

社区卫生服务机构安排护理团队上门为 COPD 高危人群及患者穿戴集心电监护、肺功能检测仪、血氧仪为一体的设备,实时监测患者各项相关指标,经网络平台传输至云平台后进行数据分析,若血氧饱和度降低,呼吸频率增加,网络平台自动报警将信息将异常指标发送给社区相关护理人员,护理人员立即向主治医师汇报,并根据医嘱为患者吸氧,调整患者治疗方案及肺康复训练的强度及时间,同时给予患者心理疏导,监督患者坚持肺康复锻炼。肺康复锻炼可显著改善患者肺功能,进而降低 COPD 反复发作的风险,减轻 COPD 对日常生活质量的影响。根据患者病情变化制定个性化方案,对 COPD 患者实施远程智能监测及肺康复训练调整,减轻患者呼吸困难症状,提高患者生存质量(表 4-4-6)。

目前,远程协同服务平台的管理机制有待进一步完善,使医养结合远程服务系统可以平稳地运行,我们需要加强医养结合的理念的推广和宣传,营造全社会"老年健康人人有责"的理念,加强医养结合平台的法律支持,实现政府、社会组织、群众力量的整体协作。其次全方位多角度整合医疗与养老资源,鼓励大型养老机构服务功能的拓展延伸,基层及小型养老机构加快发展。以老年 COPD 患者等的需求为依据,完善不同级别的服务体系,实现平台服务的多元化。

表 4-4-6 COPD 患者数据采集及评估记录表

姓名	监测设备	心率/ (次·min⁻¹)	呼吸次数/ (次·min⁻¹)	肺康复 训练强度	训练 时间/h	肺功能指标 (FEV1/FVC)

(三) 慢性阻塞性肺疾病医养结合的远程健康教育与预防

1. COPD 患者的健康教育　医疗养老与远程医疗相互结合,建立 COPD 综合防治远程网络体系。养老院及社区人员采用健康宣教的方式,提高患者及居民对该疾病的知晓率,加强对患者的健康教育。COPD 是以持续的临床表现和不完全可逆气流受限为特征的呼吸系统慢性疾病,与长期接触烟草等有害颗粒或气体密切相关,对所有具有 COPD 高危因素的人群进行初筛,全面进行病史采集,包括危险因素暴露史等,减少漏诊与误诊。

对于有慢性咳嗽咳痰、呼吸困难、反复下呼吸道感染史和/或有 COPD 危险因素暴露的患者,应考虑 COPD 诊断的可能性。GOLD 指南提出 COPD 患者诊断应根据临床表现、危险因素接触史、肺功能指标等临床资料并同时排除可引起类似症状和持续气流受限的其他疾病从而综合分析确定。依据第一秒用力呼气容积(forced expiratory volume in the first second, FEV1)占用力肺活量(forced vital capacity, FVC)的比值以及 FEV1 占预计值的百分比(FEV1%)等肺功能指标,将患者分为急性加重期及稳定期。通过对 COPD 患者肺功能、症状及急性加重风险等因素进行综合分析进行病情严重情况的评估。

2. COPD 患者早期预防　对于慢性疾病的防治理念从以治疗患者疾病为重点转换成以人民健康为核心。慢性阻塞性肺疾病早期预防的重点分为一级预防与二级预防。一级预防是指公共卫生环境的防治,例如:控制空气污染,戒烟等,医养结合工作人员通过各种方式积极科普宣传 COPD 的防治。二级预防的重点在于早发现并进行诊断与早期治疗,三级预防旨在减缓疾病发展与恶化的趋势,改善患者预后。通过医养结合远程服务系统,线上给予老年 COPD 患者普及健康知识,加强早期预防及干预,引导老年人树立健康的生活方式,包括:戒烟、吸入制剂的正确使用、肺康复方法等。形成健康的生态和社会环境。全方位保障人民的健康。线下提高社区服务中心及基层卫生医疗肺功能的检查能力,早期发现高危人群,控制危险因素,给予 40 岁及以上人群定期体检肺功能。

预计到 2030 年时,慢性呼吸系统疾病老年患者的病死率会下降。多中心研究指出早期 COPD 患者经过规范药物治疗可将疾病的防治前移,改善生活质量,减少急性发作次数,减少患者养老及经济负担。基于我国国情和社会环境危险因素(空气污染、烧柴草、吸烟等),应尽早筛查早期 COPD 患者,包括长期暴露危险环境但无症状的人群,在 COPD 疾病早中期最强的干预措施就是减少烟草等烟雾的吸入。

(四) 慢性阻塞性肺疾病的远程医疗服务指导

COPD 在国内外的发病率与致死率均较高,医疗花费巨大,通过医养结合平台早期发现 COPD 患者在减轻患者的经济和社会的负担方面起着重要作用,远程医疗服务平台通过线上线下,实时与非实时方式对患者生活方式,药物使用,康复护理等方面进行指导。

1. **生活方式调整** 本着"以人为本"的护理模式,给予患者进行有效的知识宣教包括减少烟草等烟雾的暴露。戒烟可以明显降低 COPD 患者疾病发展和恶化风险。具体的干预行为包括:远程协同服务提供线上咨询指导与电话视频相结合方式。行为干预无效时考虑药物干预:尼古丁疫苗、尼古丁替代疗法等。告知患者避免着凉,呼吸新鲜空气,预防上呼吸道感染,缓解其焦虑烦躁等情绪,对于具有心理问题的患者,可以通过远程医养结合系统网站,进行焦虑自评量表及抑郁自评量表评价,线上同步相关数据传输给医务人员。医生通过评估患者心理状况给予远程心理疏导以及必要时精神类药物的使用。同时监督患者按时口服药物,正确使用吸入类药物,坚持合理饮食,加强营养,按要求保证家庭氧疗时间,指导患者无创呼吸机的使用,合理规范的呼吸运动,肺康复治疗等。

医务人员根据患者的病情及接受程度,制定个性化方案进行肺康复训练,安排呼吸操锻炼、腹式呼吸练习、慢跑步行及骑自行车等运动耐力训练,社区卫生服务人员会对患者进行定期随访。COPD 患者稳定期通过肺康复治疗可以不断改善呼吸功能,提高气道压力,逐步改善呼吸困难等临床症状。此外鼓励患者家属参与到患者的日常生活中,改善不良的生活方式,最大限度地改善肺功能,提高运动耐量及生存质量。通过远程协同服务平台,医护人员实时监测 COPD 患者的病情变化,给予相应健康生活的指导。

2. **药物远程指导** COPD 的治疗需要多方面的措施来进行长期的干预,远程协同模式下把养老院、基层及社区卫生服务中心与上级医院相整合,为患者提供长期的个性化的治疗方案。药物治疗在 COPD 患者的症状控制,减少急性发作加重次数、提高生活质量等方面都有着积极的作用。

根据稳定期 COPD 患者危险程度分组(A~D 组)给予支气管舒张药物的使用,包括 β2 受体激动剂、抗胆碱能药物及茶碱等,其中吸入型制剂是稳定期 COPD 治疗的一线药物。同时可以加用化痰药物,长期家庭氧疗治疗,嘱患者使用鼻导管吸氧,调节氧流量 1~2L/min,要求每天吸氧时间至少 15 小时以上。社区医务人员通过远程监测平台,与稳定期患者定期电话通信,随访患者近期呼吸道症状是否有加重,肺功能指标的变化,实时调整患者治疗方案,若发现急性加重的患者,尽快明确病因评估病情的严重程度,远程指导患者社区基层医院就诊,重患及时住院或远程转诊至上级医院,呼吸衰竭严重的患者需要机械通气治疗。COPD 患者若接种流感疫苗或肺炎链球菌疫苗等也可降低下呼吸道感染的发生率,减少 COPD 急性加重的次数,延缓疾病进展。

3. **康复护理指导** 由于 COPD 患者临床表现和对药物的反应个体差异

很大,护理康复方面在治疗过程中的作用不可忽视。远程协同系统与COPD患者医疗和养老方面相结合,可以使"医"和"养"无缝衔接。通过养老信息数据化,使患者的护理康复服务更精准高效地匹配,打破了家庭护理与康复的空间限制,完善了养老院、社区卫生服务机构等养老护理功能。社区可与COPD患者家庭签订协议或者通过远程协同服务平台,使COPD患者享受社区卫生服务机构提供的公共卫生服务。

专业护理康复团队的建立是医养结合机构的主要力量。对于健康状况良好,日常生活能力自理的老年人,医养结合较侧重养生,护理康复团队提供生活照料,进而提高老年人健康水平,改善生活质量。对于健康状况较差,生活不能自理的COPD患者,医养结合较侧重于养病,给予COPD患者提供慢性病的管理、护理康复训练与临终关怀等。实现多层次、多样化多阶段的健康医养结合模式。

（五）慢性阻塞性肺疾病治疗后再评估与调整

随着医养结合平台远程系统的逐步发展,完善了COPD高危人群及患者的网络化管理体系。网络化服务平台将医疗与养老紧密结合,在医疗机构中增加老年康复院或老年护理院,在养老机构中设立专业的医疗护理团队,同时定点医疗机构为养老机构开通绿色通道,为COPD患者的医疗与养老提供了保障。

COPD的治疗需要综合措施的长期干预,社区基层医疗机构和三级医院相整合,为患者提供了长期个性化的医疗和养老服务。社区医务人员通过远程协同系统可以监测传输至云平台的COPD患者的肺功能及肺康复指标变化。每个月电话或者视频随访平台信息里所有COPD患者呼吸道症状是否有加重,每3个月复查肺功能,及时给予治疗药物的调整。患者进行肺康复训练前、训练一周、两周及1个月进行临床指标随访评估,同时监督患者适当运动锻炼,坚持肺康复治疗,并同时记录完善COPD治疗后再评估表格,动态监测COPD患者病情变化。

医养结合远程监测系统对COPD患者进行综合管理,能够有效提高其生活质量,改善肺功能,减少COPD患者急性加重的风险(表4-4-7、表4-4-8、图4-4-2)。

表4-4-7　COPD患者药物治疗情况评估表

姓名	目前临床症状	呼吸机使用	目前使用药物名称	药物剂量（单位）	目前药物使用时间	肺功能指标（FEV1/FVC）

表 4-4-8　COPD 患者非药物治疗情况评估表

姓名	近一周戒烟情况	心理问卷（SAS SDS）评估表	饮食情况	肺康复锻炼种类及时间	6 分钟步行距离及 CAT 评分变化

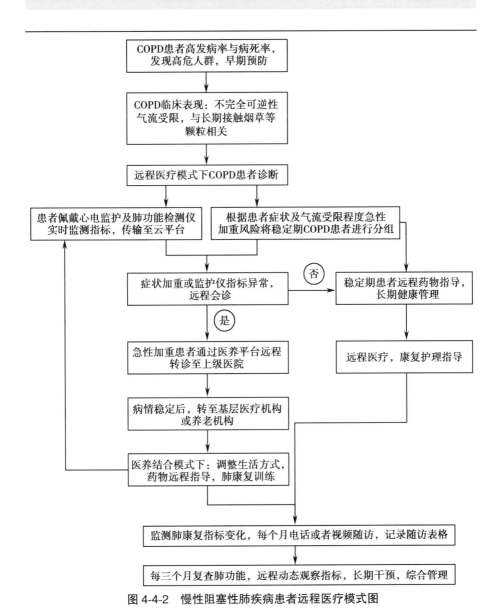

图 4-4-2　慢性阻塞性肺疾病患者远程医疗模式图

（党　慧　芦　曦　张卓然）

第五节　泌尿系统疾病医养
结合远程协同服务

一、泌尿系感染疾病

(一)泌尿系感染疾病医养结合远程协同服务的适合人群

1. 远程管理患者标准

(1)有泌尿系感染易感因素的患者为重点管理对象；

(2)生活有自理能力；

(3)签署知情同意书；

(4)按照医生治疗方案规律治疗。

2. 门(急)诊管理患者标准

(1)泌尿系感染患者出现发热、上尿路感染症状患者；

(2)泌尿系感染患者出现明显排尿困难、少尿症状或其他系统疾病；

(3)规律应用药物治疗无效或病情严重疑似存在多重耐药的患者；

(4)泌尿外科介入操作及肾移植患者；

(5)无法配合规律药物治疗者。

(二)泌尿系感染疾病远程协同服务的数据采集及评估

社区卫生服务中心全科医师对患者进行一般情况及体格检查,需采集患者是否有发热、尿频、尿急、尿痛、排尿困难、耻骨上压痛或肋脊角疼痛等症状,完善尿常规、血常规等相关检查检验,进行面对面解答、指导、健康教育及更改治疗方案。

出现以下情况考虑有泌尿系感染(urinary tract infection,UTI)的可能,标准1:至少有以下一项症状或体征:①出现急性排尿困难/睾丸、附睾或前列腺痛、肿胀或压痛;②发热或尿白细胞酯酶阳性,至少有以下一项泌尿道症状:急性肋脊角痛或压痛、耻骨上痛、肉眼血尿、新出现的或加重的尿失禁、尿急或尿频;③没有发热或尿白细胞酯酶阳性时,须有≥2项的UTI症状:耻骨上痛、肉眼血尿、新出现的或加重的尿失禁、尿急或加重的尿频。标准2:具有以下1项微生物学次要标准:同一尿标本中尿培养菌落数至少≥1×10^5CFU/ml,且同时尿标本中尿培养菌落<2种微生物;非留置尿管收集尿标本中存在任何菌落数>1×10^2CFU/ml微生物。

如果在脓尿或尿液的标本中显示白细胞酯酶或者亚硝酸盐实验阳性,则需进行尿细菌的培养,进一步评估患者是否存在菌尿,同时需要进一步完善细菌药敏试验。多数情况下尿白细胞酯酶和亚硝酸盐阴性时,不需要尿细菌培养检查,但仍需要警惕存在尿路感染之外的因素。

(三) 泌尿道感染医养结合的远程健康教育

随着我国老龄化程度日渐加剧,老年人对医疗资源的需求与日俱增,走"医养结合"之路就成为中国养老模式的首要选择。UTI 是临床常见疾病,其发病率仅次于呼吸道感染,位于老年感染性疾病的第 2 位,且对于老年人早期发病隐匿,若不及时控制可能会带来严重后果。65 岁以上老年人泌尿系感染患病率可达 20%,70 岁以上可达到 33.3%,80 岁以上发生概率的更可高达50%。其中,男女平均发病率约为 1∶8。老年男性前列腺增生肥大及老年女性膀胱颈梗阻是老年人膀胱残余尿量增多及排尿不畅的最常见原因,特别是对于老年女性。随着年龄的增长,老年人自身免疫功能下降,对于致病菌的防御能力减弱,对于疾病的反应迟钝。老年人的认知功能相对受损,且本身可能合并多种慢性疾病,因此老年人泌尿系感染症状缺乏典型临床表现及体征、复发率相对较高,并且不及时控制可严重威胁到老年人的身体健康和生活质量。泌尿系感染严重时可以出现脓毒血症、感染性休克等事件,危及生命,增加家庭及社会的经济负担,因此有效的预防泌尿系感染的易感因素和鉴别其不典型的临床表现、明确诊断、合理地应用抗生素是治疗老年 UTI 的关键。因此远程协同服务有助于我们早期发现,及时治疗。

泌尿道感染的易感因素,包括:尿路梗阻、膀胱输尿管反流、机体免疫力低下、神经源性膀胱、妊娠、性别、性活动、医源性因素(如留置导尿、膀胱镜检查等)、泌尿系统解剖结构异常、遗传因素。对于老年 UTI 的预防,建议老年人在没有限制饮水量的情况下(例如心力衰竭、肾衰竭少尿等),要注意多饮水,勤排尿,每天饮水量>2000ml,同时注意个人卫生情况,保持会阴部的清洁。尽量避免应用尿路器械,若必须使用应注意无菌操作,在专业医务人员指导下操作,如果必须留置导尿,导尿前三天给予抗生素可延迟尿路感染的发生。

(四) 泌尿道感染的远程医疗服务

1. 生活方式调整

(1)合理膳食:多饮水,勤排尿;保持尿路通畅。

(2)适当增加体育活动:适当的体育运动可以增加免疫力,保持或提高老年人的活动能力,可减少因 UTI 的住院治疗概率。

(3)合理休息:保持充足的休息与睡眠,作息有规律。

2. 药物远程指导　用药原则:需根据尿路感染的位置,是否存在复杂泌尿系感染的易感因素选择抗生素种类、使用剂量及用药疗程。及时行尿培养检查及药敏试验,最好选用对致病菌敏感的抗生素。在病原学检测结果未出前,一般可经验性选择对革兰阴性杆菌敏感的抗生素,治疗 3 天复查尿常规,若症状无改善,可按照药敏结果调整抗生素用药。尽量选择在尿和肾脏中药物浓度较高的抗生素,选用肾毒性较小、副作用少的抗生素。如果单一药物治疗失败、严重感染、出现混合感染、耐药菌株出现时应联合用药。

(1)急性膀胱炎:对于女性非复杂性膀胱炎,SMZ-TMP(800mg/160mg,每日2次,疗程为3天)、呋喃(50mg,每8小时1次,疗程为5~7天)、磷霉素(3g单次)被推荐为一线药物。其他药物,如阿莫西林、头孢菌素类、喹诺酮类也可以选用,疗程一般为3~7天。不推荐喹诺酮类中的莫西沙星,其在尿液中浓度低。呋喃妥因可用于轻度肾功能不全,但肾小球肌酐清除率<30ml/min时应避免使用。

停止服用抗生素7天后,需进行尿细菌定量培养。如结果阴性则提示急性细菌性膀胱炎已治愈;如尿培养提示真性细菌尿,应继续给予2周的抗生素治疗。

(2)急性肾盂肾炎:病情较轻者:可远程指导患者口服药物治疗,疗程为10~14天。常用药物有喹诺酮类(如氧氟沙星0.2g,2次/d;环丙沙星0.25g,2次/d或左氧氟沙星0.2g,2次/d)半合成青霉素类(如阿莫西林0.5g,3次/d)头孢菌素类(如头孢呋辛0.25g,2次/d)等。治疗14天后,通常90%患者可治愈。如尿培养菌仍阳性,应参照药敏试验选用敏感抗生素继续治疗4~6周。

严重感染全身中毒症状明显者需住院治疗。

(五)泌尿系感染治疗后再评估与调整

若在远程医疗时发现患者出现严重感染全身中毒症状明显者,则需住院治疗,应静脉给药。立即联系社区或相关负责人,协助老年人至二、三级医院进一步检查评估,筛选需要转诊上级的医院。

1. 疗效的评定

(1)治愈患者症状消失,尿培养菌转为阴性,抗炎治疗结束后2周、6周复查尿培养菌仍为阴性。

(2)治疗失败治疗后尿培养菌仍阳性,或治疗后尿菌阴性,但2周或6周复查时尿培养菌转为阳性,且为同一菌株。

2. 再评估内容

(1)依从性评估:是否按时吃药,改变生活习惯(多饮水,勤排尿)等。

(2)临床表现评估:患者症状是否好转或消失。

(3)辅助检查评估:重点关注患者血常规、尿常规、尿培养。

(4)易感因素评估:排尿通畅,血糖控制良好等。

二、慢性肾脏病

生活在 21 世纪,我们的生活水平和医疗条件都有明显的提高,老年人长寿是普遍现象,老年人在社会中所占的比例也逐年增加,身体健康也受到更多关注,随着科技的发展远程医疗不断完善,多种慢性病可纳入远程管理,慢性肾脏病(chronic kidney disease,CKD)就是其中之一,随着年龄增长,肾功能呈逐年下降趋势,老年人 CKD 比例上升。

老年人基础疾病相对较多,用药复杂,容易出现用药不合理的情况,导致老年人 CKD 发病风险增加,老年人身体敏感度下降,临床症状不典型,易被掩盖,容易延误病情。因此,老年人群适合医养结合远程协同服务定期评估,早发现、早治疗及时预防管理加重肾脏损害因素,可以改善患者生活质量,延长发展至尿毒症时间,降低住院率及病死率。

CKD 定义:各种原因引起的肾脏结构或功能异常 ≥ 3 个月,包括出现肾脏损伤标志(白蛋白尿、尿沉渣异常、肾小管相关病变、组织学检查异常及影像学检查异常)或有肾移植病史,伴或不伴肾小球滤过率(glomerular filtration rate,GFR)下降;或不明原因的 GFR 下降(<60ml/min)≥ 3 个月。目前国际公认的 CKD 分期依据肾脏病预后质量倡议(K/DOQI)制定的指南分为 1~5 期。

(一) CKD 医养结合远程协同服务适合人群

1. CKD 远程协同服务的管理对象

(1)引起或加重 CKD 病因的人群:多种原因可以导致 CKD,远程医养结合协同服务管理相关人员需对人群进行筛查,管理对象包括:①长期高血压病史、长期糖尿病病史、长期口服导致肾损伤药物史等;②肾小球疾病(包括原发性和继发性)、高血压肾病、糖尿病肾病、泌尿道梗阻等,这类人群需定期评估,治疗基础疾病,延缓肾功能进展。

(2)CKD 患者未行血液透析人群:CKD1~3 期人群肾脏疾病进展较缓慢,CKD4~5 期人群 CKD 进展较快,医养结合的管理方式对 CKD3 期及以上评估疾病的频率要增加,及时调整药物剂量,改善患者症状,提高生活质量,延缓病情进展。

(3)CKD 血液透析人群:血液透析人群与未行血液透析治疗方案是有区别的,根据管理对象的整体状态调整透析次数、除水、药物、饮食等情况,减少并发症的发生,延长寿命。

2. CKD 双向转诊及急诊就诊情况

(1)CKD 双向转诊:医养结合机构转至上级医院的标准:①社区初诊或疑似 CKD 的患者;②导致 CKD 的基础疾病加重,经治疗不能缓解;③出现严重并发症,如肾性脑病、严重恶心呕吐、严重贫血、严重高钾血症等。

上级医院转至医养结合机构的标准：①病情稳定；②治疗方案已明确，需常规治疗和长期随访；③诊断明确，进行临终姑息治疗的终末期患者。

（2）CKD 急诊就诊情况：① CKD 患者出现少尿、喘憋的急性心衰症状；②出现谵妄、昏迷、尿毒症脑病的症状；③ CKD 合并高钾血症，危及生命；④严重感染；⑤难治性高血压。

（二）CKD 远程协同服务数据采集及评估

1. 采集的相关内容　随着网络技术、计算机技术、通信技术的发展，远程医疗选择多样化方式进行评估，远程医疗应用以上的方式，对远程管理的患者进行高效的、快速的、便捷的评估，包括病史、相关检查检验、临床症状、调整药物治疗、饮食指导、生活方式及心理等进行干预，更好地控制病情并延缓疾病进展。

2. 采集数据及评估方法　远程医疗过程中，患者需要提供相关的数据，除外需要沟通的病史、症状等，还需要提供相关的检查检验，包括尿常规、生化系列、胱抑素 C、血常规、血脂、铁系列、全段甲状旁腺素、泌尿系彩超、心脏彩超等相关的检查检验，评估尿白蛋白肌酐比值（urinary albumin creatinine ratio，uACR）及根据血清肌酐水平计算肾小球滤过率（estimated glomerular filtration rate，eGFR），需根据患者的情况进行相应调整，血液透析人群需评估透析次数、透析方式、透析除水及营养状态。

远程医疗管理患者中，中老年人 CKD3 期占比最高，CKD3 期及以上监测的频率要增加，CKD4~5 期肾功能进展较快，但 CKD2 期伴大量蛋白尿的老年患者肾功能减退及终点事件的发生率高于 CKD3 期甚至 CKD4 期伴或不伴轻度蛋白尿，根据患者的分期及症状进行患者评估（表 4-5-1）。

表 4-5-1　K/DOQI 对 CKD 的分期及建议

分期	特点	GFR/ $[ml \cdot (min \cdot 1.73m^2)^{-1}]$	防治目标 - 措施
1	GFR 正常或升高	≥ 90	CKD 病因诊治，缓解症状保护肾功能，延缓 CKD 进展
2	GFR 轻度降低	60~89	评估、延缓 CKD 进展降低 CVD（心血管病）风险
3a	GFR 轻到中度降低	45~59	延缓 CKD 进展
3b	GFR 中到重度降低	30~44	评估、治疗并发症
4	GFR 重度降低	15~29	综合治疗，肾脏替代治疗准备
5	终末期肾病（ESRD）	<15 或透析	适时肾脏替代治疗

（三）CKD 医养结合远程健康教育

1. 引起肾功能损伤的危险因素　糖尿病和高血压的长期病史会导致糖尿病肾病和高血压肾损害,感染、腹泻、过量进食蛋白、抗菌药物滥用等都会导致肾脏损伤,或导致 CKD 的急性加重,远程培训课程时需要关注导致肾病加重的因素。

2. 如何早期发现肾功能异常　CKD 症状一般不明显,需定期检查生化系列、尿常规、泌尿系彩超等,CKD1~2 期患者症状不典型,当 CKD3 期后会有较明显的临床表现,如乏力、食欲下降、水肿、尿少、皮肤瘙痒等症状,需定期筛查,早发现,避免疾病误诊。

3. 检测肌酐的意义　肌酐是人体肌肉代谢的产物,释放到血液中,随尿液排泄,肾功能受损时导致肌酐在体内蓄积,引起一系列症状,但是老年人只根据肌酐评价肾功能是不准确的,由于肌酐值还取决于年龄、性别、饮食、种族、体型大小等因素,随着年龄增长,老年人肌肉萎缩、蛋白质摄入减少造成肌酐生成量相应减少,呈现"假性正常",肾功能结果可能出现偏差,用肌酐和胱抑素 C 联合估算老年人的肾小球滤过率更准确。

4. 皮肤瘙痒　老年人皮肤容易干燥缺水,皮肤容易受到刺激,易发痒,CKD 患者大部分会出现离子紊乱,导致钙、镁、磷等沉积在皮肤,更容易出现瘙痒症状,且持续不缓解。

（四）CKD 的远程医疗服务指导

1. 生活方式调整

（1）合理膳食:CKD 患者中营养不良是存在的常见问题,尤其是老年人存在衰弱、口腔疾病、自我照顾能力下降等原因,营养不良的发生率更高,根据相关的研究表示在住院的老年 CKD 患者中营养不良发生率高达 40%,是影响长期生存质量、生存率及不良临床结局的独立危险因素之一,健康的生活方式可以避免肾功能进一步恶化的风险,低蛋白饮食,限制磷的摄入量,限制盐的摄入,保持戒烟戒酒等合理生活习惯。

（2）适当运动:适量运动是在运动过程中感觉舒服,不会造成过度疲劳,轻微出汗,一般均为有氧运动,适量运动要做到持之以恒、循序渐进、适度运动,不做剧烈运动,适合老年人的运动,如家务活动、步行、快步走、太极拳、游泳、球类运动、跳舞、健身操等。老年人身体情况各不相同,根据自己的身体情况找到适合自己的活动量和活动强度,注意安全性,每周五次,每次半小时,根据患者自身情况调整频率及时间。

2. 药物远程指导　老年患者肾功能下降,导致肾脏药物代谢能力下降,需要根据患者肾功能水平进行调整,易出现药物性肾损伤。

（1）西药:当患者 GFR<45ml/(min·1.73m^2)时,一些药物可能引起肾脏损

伤加重,应暂停潜在肾毒性药物和经肾排泄药物,如 RAS 系统阻滞剂、地高辛、利尿剂、二甲双胍、非甾体抗炎药、氨基糖苷类抗生素及万古霉素等,使用时应经过医生指导,当地医院定期监测指标,避免肾脏损伤加重。

(2)造影剂:当 GFR<45ml/(min·1.73m^2) 时,应用造影剂需注意以下几方面:①避免使用高渗造影剂,尽可能使用最低剂量;②检查前后暂停具有潜在肾毒性药物;③检查前、中、后充分水化;④检查后 48~96 小时检测 GFR。

(3)中药:黄芪、雷公藤多苷、大黄用于治疗 CKD 患者,但有些中药具有肾毒性,如马兜铃酸、关木通等成分,口服中药时需关注药物成分。

3. 心理调整 老年人的心理健康也越来越受到医疗工作者的广泛关注,心理健康与生理健康是相互联系、相互作用的,心理健康时刻影响人们的生理健康。

(1)保持情绪稳定:情绪积极,学会控制情绪,一个良好的情绪是心理调整的基本。我们要学会疏导糟糕情绪,可以健身、跑步、听音乐或转移注意力到其他爱好的事情上,不沉浸在坏情绪中,必要时可以进行心理咨询辅助治疗。

(2)焦虑恐惧感:CKD 为长期护理治疗的疾病,需规律用药及定期检查,注意饮食、尿量等一系列问题,老年人记忆力会减退,容易健忘,心理上会产生焦虑和恐惧感,我们的医护人员需要多次与老年患者进行沟通,让患者更了解疾病,正确地看待疾病,不畏惧它,做好药物提醒,多次告知饮食及其他注意事项,了解老年患者的需求,避免老年人对疾病产生焦虑恐惧情绪。

(3)死亡感:老年人生病后会忧虑死亡,害怕死亡的到来,这种情绪会产生消极的一面,导致老年人不稳定的情绪,不能配合积极治疗,医护人员要定期对老年人进行死亡教育,接受死亡的结果,用积极心态面对和享受生活。

4. 康复护理指导

(1)调整饮食:营养不良的发生率在老年 CKD 患者较高,纠正营养不良对老年患者至关重要,它是影响老年患者预后情况的主要危险因素,但是 CKD 患者需限制蛋白饮食,过多的蛋白质会加重肾功能损伤,根据肾功能损伤情况以及是否行血液透析或腹膜透析治疗,摄入相应蛋白饮食是不同的。

1)低蛋白饮食:在低蛋白饮食中,我们需选择优质蛋白饮食,其中优质蛋白要占摄入蛋白总量的 50% 以上,如蛋、瘦肉、鱼、牛奶等。① CKD1~2 期蛋白摄入量 0.8~1.0g/(kg·d);②从 CKD3 期起至未行透析患者推荐蛋白摄入量 0.6~0.8g/(kg·d);③血液透析和腹膜透析患者蛋白质摄入量为 1.0~1.2g/(kg·d);④糖尿病肾病患者自从肾小球滤过率下降就需低蛋白饮食<0.6g/(kg·d)。

2)低磷低盐饮食:①食物中的磷分为有机磷和无机磷,磷摄入量一般应<800mg/d,肾功能损伤,磷的排泄率降低,高磷饮食会增加磷的蓄积,无机磷包括食物添加剂,如饮料、零食等;有机磷主要是乳制品、坚果类、肉类等。②限制盐摄入,不应超过6~8g/d,控制血压,控制容量,根据CKD分期进行调整。

(2)控制血压血糖:老年CKD患者中有一部分是由于糖尿病肾病、高血压肾损害引起的CKD,老年患者需控制血压血糖,维持稳定,延缓肾功能损害,需要医护人员定期监测。

1)控制血压:老年CKD患者血压控制良好可以避免肾功能进展,但为制定明确控制老年人血压的目标,老年人血压调节功能明显受损,血压过低或过高均导致不良预后。老年CKD患者血压控制应安全、平稳,避免波动明显,老年CKD需合理选用降压药物,临床常用的降压药包括血管紧张素转化酶抑制剂(ACEI)、血管紧张素受体抑制剂(ARB)、利尿剂、钙通道阻滞药(CCB)及α、β受体拮抗药对老年人高血压治疗有效,长期使用降压药不宜突然停止,容易出现反弹情况,需定期监测血压调整降压药物。

2)控制血糖:老年CKD患者降糖药物既要降低血糖水平又要避免发生低血糖。①根据肾功能情况调整药物剂量,2型糖尿病老年患者首选二甲双胍,在体内蓄积易导致乳酸酸中毒等不良反应,当eGFR≥60ml/(min·1.73m^2)可安全使用;当eGFR30~60ml/(min·1.73m^2)时应减量和谨慎使用;当eGFR<30ml/(min·1.73m^2)时应停止使用二甲双胍。②基础胰岛素联合口服降糖药用于老年CKD患者降糖,使用甘精胰岛素患者低血糖的发生率较低,老年CKD伴糖尿病患者需个体化治疗,避免增加恶性事件发生率。

(3)血钾情况:高钾血症与低钾血症都需重视,严重时危及生命。

1)高钾血症:CKD患者容易出现高钾血症,但是老年人高钾血症表现的症状并不典型,可能导致病情的延误,增加老年患者病死率。注意饮食:避免口服含钾高的食物,重视老年CKD患者的饮食教育,老年CKD3期至CKD5期末行血液透析患者需警惕高钾血症,尤其当出现少尿时,医生及护士需监测患者的尿量,及时发现患者的情况,高钾患者可能出现心率慢、疲乏无力、麻木、心律失常、严重导致心搏骤停等症状时要及时与医生护士沟通,定期讲解高钾课程,引起老年患者重视。含钾高的食物:①高钾类主食:荞麦、马铃薯、荞麦面、黑米等。②高钾蔬菜:菠菜、苦瓜、紫菜、香菇、冬笋、腌制菜等,患者饮食要先将绿叶蔬菜浸泡大量清水半小时以上,然后倒掉水再放入大量开水中灼热,蔬菜含钾量会下降。③高钾水果:红枣、哈密瓜、椰子、奇异果、香蕉、榴莲、樱桃等。

2)低钾血症:老年CKD患者由于胃肠功能下降,食欲欠佳,可能出现低血钾的症状,低钾血症引起症状不明显,较严重时(血钾浓度<3.0mmol/L)能

引起肌肉无力、抽搐,甚至麻痹,严重时出现心律失常、心搏骤停等,当严重低钾血症时危及生命。

(4)纠正贫血:远程医疗要调整老年患者的饮食,根据贫血情况,调整促红细胞生成素,避免血红蛋白过高或过低。①老年人消化器官有不同程度的减退,咀嚼功能和胃肠蠕动减弱,导致营养不良,引起铁、叶酸的缺乏;②CKD患者促红细胞生成素不足,易出现贫血,当贫血严重时可以给予促红细胞生成素皮下注射,同时饮食需要进一步调整,口服易消化,有营养的饮食结构,避免造血原料缺失。

(5)骨折:随着年龄的增长,老年人钙流失,骨质疏松增加,由于激素原因,老年女性骨质丢失的程度重于男性。CKD患者由于内分泌功能紊乱(如1,25-$(OH)_2D_3$、PTH升高)及钙、磷等矿物质代谢异常引起的CKD矿物质和骨异常,患者需及时补钙及维生素D治疗,老年人需要注意骨折的风险,骨折可能引起一系列并发症。

(五)CKD治疗后再评估与调整

1. **再评估时间**　CKD患者评估时间,CKD3期评估频率增加,对于病情不稳定的患者,随时评估及提出解决方案。

(1)CKD患者血红蛋白检测

1)非贫血的CKD患者检测:①CKD3期患者每年至少检测1次;②CKD4~5期非透析患者每年至少检测2次;③血液透析或腹膜透析患者至少每3个月检测1次。

2)贫血未使用红细胞生成刺激剂治疗的CKD患者检测:CKD3~5期非透析患者和腹膜透析患者至少每3个月检测1次。

3)红细胞生成刺激剂初始治疗阶段的患者:至少每月1次。

4)红细胞生成刺激剂维持治疗阶段的患者:①非透析患者至少每3个月1次;②透析患者至少每月1次。

(2)积极纠正钙、磷代谢紊乱及预防血管钙化

1)建议定期对老年CKD3~5期患者血清钙、磷及全段甲状旁腺素共同评估,重视高磷血症防治,但过于严格的饮食限制可能因营养不良导致死亡风险增加。

2)老年CKD患者中高钙血症、低磷血症高于年轻患者,如出现血钙增高、软组织钙化或心血管钙化则避免使用含钙的磷结合剂,减少维生素D的用量直至停用。

3)老年CKD患者易出现骨转化异常,包括高转化性骨病、低转化性骨病和混合型骨病。高转化性骨病由于PTH过高引起,破骨细胞活性增强,骨矿化不足和骨结构改变;低转化性骨病由于PTH过低、维生素D不足,骨吸收和

骨重建减少、成骨细胞凋亡,抑制骨形成(表 4-5-2)。

表 4-5-2　CKD1~5 期肾性骨病相关指标监测频率

CKD 分期	血磷 P	血钙 Ca	碱性磷酸酶(ALP)	全段甲状旁腺素(iPTH)	25-(OH)D
1~2 期	6~12 个月	6~12 个月	6~12 个月	根据基线水平和 CKD 进展情况决定	
3 期	6~12 个月	6~12 个月	6~12 个月	根据基线水平和 CKD 进展情况决定	根据基线水平和治疗干预措施决定
4 期	3~6 个月	3~6 个月	6~12 个月,如 iPTH 升高可缩短	6~12 个月	根据基线水平和治疗干预措施决定
5 期	1~3 个月	1~3 个月	6~12 个月,如 iPTH 升高可缩短	3~6 个月	根据基线水平和治疗干预措施决定

(3)围透析期相关检测指标:围透析期指患者估算肾小球滤过率从小于 15ml/(min·1.73m^2)起至初始透析 3 个月时间。

1)CKD 进展评估:尿蛋白肌酐比值、血清肌酐及胱抑素 C 等,透析前 CKD5 期患者建议至少每两个月评估一次。

2)贫血评估:检测血红蛋白、红细胞计数、网织红细胞计数、血清铁、铁蛋白、总铁结合力、转铁蛋白饱和度等,透析前 CKD5 期患者每月检测一次血红蛋白,每两个月检测一次铁代谢指标,结合临床需要调整评估频率。

3)血糖评估:①透析前血糖不稳定患者,建议监测三餐前、三餐后 2 小时和睡前血糖值;②血糖稳定患者每周监测空腹血糖 1~2 次,至少每月监测一天 7 次血糖;③糖尿病肾病患者每月检测一次糖化血红蛋白,非糖尿病肾病患者每三个月检测一次;④糖尿病肾病患者每 3 个月检测一次糖化白蛋白,非糖尿病肾病患者每年至少检测一次。

4)CKD 患者肾性骨病评估:①生化指标:血清钙、磷、全段甲状旁腺素、碱性磷酸酶、血清 25- 羟维生素 D$_3$ 水平;②骨病评价指标:骨密度、骨活检、骨源性胶原代谢转换标志物;③血管钙化指标:冠状动脉钙化、心瓣膜钙化、腹主动脉钙化等(表 4-5-3)。

表 4-5-3　围透析期 CKD 患者矿物质代谢及血管钙化评估频率

评估指标	评估频率
钙	1~3 个月检测一次
磷	1~3 个月检测一次
全段甲状旁腺素	3~6 个月检测一次
碱性磷酸酶	12 个月检测一次 [a]
25- 羟维生素 D_3	根据基线水平及干预治疗决定
血管钙化	6~12 个月检测一次

注：[a] 如全段甲状旁腺素水平升高,建议每 6 个月检测一次。

2. 再评估内容

(1)依从性评估:重点关注 CKD 患者饮食管理情况,定期做相关检查、检验、药物规律治疗、营养状况等,规律监测血压血糖,规律运动方式,以上这些对疾病的预后有重要影响。

(2)危险因素评估:老年 CKD 患者可能出现一些严重危及生命的并发症,遇到以下危险因素时需注意:

1)高钾血症:老年 CKD 患者容易出现离子紊乱,其中危害较大的是高钾血症,老年人的心脏功能随着年龄的增长,呈下降趋势,血钾升高导致发生心搏骤停的风险增加,减少含钾高的饮食及药物,避免高钾血症的发生。当血肌酐>221μmol/L(2.5mg/dl) 或 eGFR<30ml/(min·1.73m^2) 慎用 ACEI、ARB 类药物,易引起血钾升高,ACEI、ARB 类药物禁忌证为双侧肾动脉狭窄、药物过敏等。

2)尿毒症脑病:尿毒症脑病是肾衰竭终末期的并发症,表现为头晕、乏力、记忆力减退,严重出现嗜睡、幻觉、抽搐等症状,需清除体内中大分子改善患者症状。

3)严重贫血:CKD 患者由于促红细胞生成素缺乏,同时老年患者食欲欠佳,容易出现消化吸收不良,造血原材料叶酸、维生素 B$_{12}$、铁等缺乏,进一步加重贫血症状。

4)猝死:猝死是老年 CKD 尤其是透析患者死亡的主要原因之一,老年 CKD 患者容易合并各种心血管疾病,如左心室肥厚、急性冠脉综合征、心律失常等问题,需预防猝死风险。

(3)终点事件评估:包括死亡、住院治疗等情况。

(4)不良事件评估:消化道出血、恶性高血压、急性左心衰、尿毒症脑病、猝死等情况。

3. 再评估方式

(1)问卷方式：当地社区和医养结合机构的问卷评估。

(2)远程评估：远程一对一进行患者对话、查体评估；筛选需要转诊上级医院的患者。

(3)智能评估：通过后台管理数据分析，评估老年患者的健康状况，调整治疗方案。

4. 方案改进

(1)线上服务改进：线上方式的教学较多，但老年人对网络及其他设备不熟练，需要线下人员指导设备的使用，以便更快适应远程协同服务设备。

(2)远程培训：远程培训医护人员，提高医学知识培训的实用性和针对性，加快基层卫生系统人才培养，增强社区卫生服务机构的服务水平与服务能力。

(3)政府支持：提供相关医院支持，可以实行点对点，平台程序需要相关人员维护。

（王　琦　包娜娜　崔延泽）

第六节　内分泌与代谢疾病医养结合远程协同服务

一、糖尿病

(一) 糖尿病及医养结合远程协同服务适合人群

1. 糖尿病及医养结合远程协同服务适合人群纳入标准

(1)根据 WHO(1999 年)标准明确诊断的糖尿病患者。

(2)根据 WHO(1999 年)糖代谢分类明确诊断为空腹血糖受损或糖耐量减低的糖尿病前期人群。

(3)糖尿病急症(如糖尿病酮症酸中毒、高渗高血糖综合征等)急诊入院经住院治疗病情稳定作为重点管理对象。

(4)能与远程管理人员互动、接受个性化管理并签署知情同意书的糖尿病患者，都可以利用网络平台接受远程管理。

(5)最适合接受远程管理的糖尿病人群为 2 型糖尿病患者。

2. 糖尿病及医养结合远程协同服务适合人群非纳入及转诊标准

(1)既往血糖正常，急性应激状态导致的高血糖。

(2)既往血糖正常，正短期应用糖皮质激素导致血糖升高，停用后糖代谢恢复正常。

(3)其他原因导致的短期血糖升高。

(4)存在精神疾病、认知功能障碍和糖尿病急性并发症的患者,不应接受远程管理。

（二）糖尿病远程协同服务的数据采集及评估

1. 糖尿病患者基本数据采集

(1)病史采集:发病年龄;伴随症状;药物使用情况及治疗效果;个人史及生活方式(如饮食结构、吸烟饮酒史等);既往史:有无冠心病、外周血管疾病、心力衰竭、脑血管疾病、痛风、脂质代谢异常、睡眠呼吸暂停综合征、慢性肾脏疾病等。

(2)体格检查采集:血压、心率、身高、体重、腰围、臀围、腰臀比、BMI、足背动脉搏动等。通过视频完成部分查体内容,如糖尿病足皮损、皮肤溃疡、步态、面部病变的对称性检查、胰岛素注射部位皮肤异常等。

(3)实验室检查采集:血常规、尿常规、血生化、糖尿病抗体(1 型糖尿病与 2 型糖尿病相鉴别的重要免疫学指标,对糖尿病的分型和指导治疗有重要意义)、糖化血红蛋白(了解糖尿病患者过去 2~3 个月内的血糖状况)、血浆胰岛素和 / 或 C 肽浓度等(评估胰岛 β 细胞功能和胰岛素抵抗程度)。

2. 自我血糖监测

(1)全天多点指尖血糖监测:在医师指导下进行自我血糖监测,每次复诊时医师应查看患者的自测血糖结果,是评估患者血糖控制状况的重要依据(表 4-6-1)。

表 4-6-1 血糖监测的基本原则

患者类型	血糖监测方案
采用生活方式干预控制者	根据需要有目的进行血糖监测了解饮食控制和运动控制对血糖的影响,进而调整饮食和运动
使用口服降糖药者	每周 2~4 次空腹或餐后血糖,或在就诊前一周内连续监测 3 天,每天监测 7 点血糖(早餐前后、午餐前后、晚餐前后和睡前)
使用胰岛素治疗者	使用基础胰岛素者,应监测空腹血糖 使用预混胰岛素者,应监测空腹和晚餐前血糖 使用餐时胰岛素者,应监测餐后血糖和晚餐前血糖

(2)动态血糖监测:如患者血糖波动大或疑有低血糖,建议行持续葡萄糖监测。动态血糖监测仪是一种新型监测糖尿病患者血糖水平的方式,其利用一种新型皮下埋入式动态监测系统,连续监测患者血糖水平,详细记录血糖波动及曲线,目前已被临床广泛应用,并取得较好的效果。与传统血糖监测方式相比,动态血糖监测仪可监测无症状患者或夜间血糖,为临床用药提供重要参考。

3. **智能化远程管理**　尤其适用于糖尿病远程协同服务的患者,应用智能化远程管理系统及时反馈,远程管理者及时跟进,监督和指导患者的方案执行情况。可通过交互式远程管理系统平台,促进管理者与患者的互动和信息交流。指导患者应用智能监测设备完成饮食日记:如记录饮食、运动、用药及血糖的情况等。

4. **糖尿病患者的自我管理水平评估**　从智能(文化水平、理解能力和智力测评)和体能(肢体运动的灵活度和耐力,握力器和 3m 折返走)方面,判断评估患者治疗依从性、体质能、跌倒和骨折风险;从糖尿病知识获取程度和自我健康需求,判断评估患者的自我约束力;必要时通过认知功能(借助 MMSE量表、MoCA 量表、老年失能评估量表)、精神状态(老年抑郁量表)、视力和听力损害度、日常生活能力的评估,判断患者个人行动能力。

（三）糖尿病医养结合的远程健康教育

糖尿病患者可登录远程医疗＋医养结合平台,通过视频或语音通话、文字聊天、病例资料图片上传等互联网沟通方法,实现医生对糖尿病患者的远程诊断、用药指导、预后评估等基本诊断,并且社区医生还根据平台健康数据库信息与三甲的专科医生和专家进行远程会诊、病例讨论、影像分析等,为糖尿病患者的用药、饮食、生活方式等方面给予指导,提高患者的生活质量,改善患者的预后。

对新诊断或初诊的糖尿病患者,详细告知患者糖尿病的性质、危害和自我管理的重要性,使患者能理解长期管理(治疗)的必要性,主动参与日常自我管理和定期医疗机构检查评估。可采取多种形式,对糖尿病(包括糖调节受损)患者和家属及可能罹患糖尿病的高危人群,进行糖尿病防治知识和自我管理方式教育。对新诊断患者先要求"四会"即会生活(饮食和运动)、会检测血糖、会用药及会就诊。在随诊中不断鼓励和教育有能力的患者,逐步提高自我管理能力。

糖尿病显著增加缺血性心脏病、卒中、慢性肝病、肿瘤(肝癌、乳腺癌)、女性慢性泌尿生殖系统疾病的死亡风险。根据三级防治原则,有针对性地讲解治疗糖尿病基本措施(饮食、运动、血糖监测、健康行为)的要点和实施方法,血糖控制和并发症防治的近、远期目标,和日常生活中调整心态、皮肤护理、防跌倒、应激情况的自我救治等,使患者采取有利于疾病控制、改善不良结局的生活方式。为应用降糖药治疗的患者介绍药物应用方法及注意事项,尤其是应用胰岛素促泌剂和／或胰岛素治疗时,防止低血糖发生的知识,有益于提高药物疗效和患者依从性。对自我管理能力强的患者,可教授在日常生活(饮食量、运动量)变换时,根据血糖监测情况自行小剂量调整降糖药量的技巧,以保持血糖稳定和防止低血糖发生。

患者诊断有糖尿病以后,心理上产生巨大压力,糖尿病健康教育网络平台除了提供糖尿病知识以外,通过微信或 QQ 等方式让患者之间及患者和医疗组之间进行互动,让大家共享信息,并激励患者去表达和展示,缓解心理上的压抑,帮助患者从被动逆转为主动,提高自我管理能力。

(四) 糖尿病的远程医疗服务指导

1. 老年糖尿病患者远程医疗服务中的饮食管理　糖尿病的饮食管理应保证所需能量供给、合理调配饮食结构(适当定量限制碳水化合物类食物供能比为 50%~55%,多进食能量密度高且富含膳食纤维、升血糖指数低的全谷物食品,其中水果类占 5%~10%,蔬菜类能量比可忽略)和进餐模式(少吃多餐、细嚼慢咽、先汤菜后主食)。根据每人对食物代谢水平选择适合的饮食结构比,合并高甘油三酯血症患者需控制脂肪类食物(15%~20%)摄入,高尿酸血症患者需控制高嘌呤食物摄入(蛋白质 20%~25%),以保持代谢指标正常、改善生活质量。根据患者身高、体重(理想体重和实测体重)、运动量、性别、年龄计算每日总热量,根据患者是否合并脂肪代谢(TG 水平)、嘌呤代谢(血尿酸水平)异常,分配三大供能营养素所占比例,通过等能量(90kcal/ 份)食物换算表,折算具体谷薯类、蛋白质类和脂肪类食物的实重量并给出三餐分配建议。推荐健康老年人蛋白质摄入量 1.0~1.3g/(kg·d)(理想体重,后同),患有急性或慢性疾病的患者 1.2~1.5g/(kg·d)。对于尚未透析的老年 CKD 患者,建议为 0.6~0.8g/(kg·d)。有严重疾病或显著营养不良的老年人可能需要 2.0g/(kg·d) 蛋白质。营养不良在老年人群中很常见。可增加营养不良风险的疾病有胃轻瘫、肠道动力功能障碍、帕金森病、精神疾病和抑郁、慢性阻塞性肺疾病、肾衰竭、神经功能障碍、口腔疾病。老年患者因为厌食、味觉和嗅觉的改变、咀嚼和吞咽困难,尤其是独居、缺乏关爱或经济上有困难时,导致主动进食、均衡饮食能力下降,发生营养不良和微量元素缺乏的风险上升。吞咽障碍患者可采用"菜肉饭混合匀浆膳"有助于保证营养均衡,必要时可辅用糖尿病特殊配方肠内营养制剂,在增加能量摄入的同时维持血糖正常。总体健康状态尚好的老年糖尿病患者,在控制饮食的基础上可适度饮酒,但需注意主食量调整,避免血糖过高或发生低血糖。

2. 老年糖尿病患者远程医疗服务中的运动管理　最佳运动时间是餐后 1 小时(以进食开始计时),持续 30~60 分钟,包括运动前做准备活动的时间和运动后做恢复整理的时间,达到应有的运动强度后应坚持 20~30 分钟,可根据患者具体情况逐渐延长,每天一次,肥胖患者可适当增加活动次数。

根据患者具体情况选择运动方式、时间及运动量。运动前应评估血糖的控制情况。当血糖>13.9mmol/L 并出现酮体,应避免活动;当血糖>16.7mmol/L 但未出现酮体,应谨慎活动;当血糖<5.6mmol/L,应摄入额外的

碳水化合物后方可运动。运动不宜在空腹时进行,运动时随身携带糖尿病卡以备急需,并注意补充水分,随身携带糖果,出现低血糖症状时及时食用并暂停运动,若出现胸痛、胸闷、视物模糊等应立即停止运动,并及时就医。运动后应做好运动记录,以便观察疗效和不良反应。

3. 糖尿病患者管理与远程医疗服务中的 2 型糖尿病的药物选择

(1)二甲双胍:二甲双胍是 2 型糖尿病起始治疗的首选药物。二甲双胍一旦启动,只要它是耐受的,没有禁忌,应长期使用;其他药物,包括胰岛素,应添加到二甲双胍。长期使用二甲双胍或许与生化维生素 B_{12} 缺乏有关。在用二甲双胍治疗的老年糖尿病患者,尤其是那些伴有贫血或周围神经病变的患者,应该考虑定期监测维生素 B_{12} 的水平,胃肠道反应大和体重较轻的老年患者需小剂量起始、逐渐增加至有效剂量(1 000mg/d),老年患者推荐最大剂量2 550mg/d。

(2)钠 - 葡萄糖共转运体 2(SGLT-2)抑制剂:SGLT-2 抑制剂在老年患者中应用剂量为达格列净 10mg/d、恩格列净 10mg/d 和卡格列净 100mg/d,中度肾功能不全患者应减量使用。

(3)GLP-1 受体激动剂:包括艾塞那肽、利拉鲁肽、利司那肽和贝那鲁肽等,该类药物以葡萄糖浓度依赖的方式增强胰岛素分泌、抑制胰高糖素分泌,并能延缓胃排空,通过中枢性的食欲抑制来减少进食量,从而降低血糖。这类药物需要皮下注射,与胰岛素一样,副作用主要为胃肠道反应,原则上这类药物的应用没有年龄限制,但可能导致恶心、厌食等胃肠道不良反应及体重减轻,不适用于较瘦弱的老年患者。因有延迟胃排空的作用,存在胃肠功能异常尤其是有胃轻瘫的老年患者,不宜选用该类药物。

(4)其他口服降糖药物:磺脲类、格列奈类、噻唑烷二酮类(TZDs)、α- 糖苷酶抑制剂(阿卡波糖、伏格列波糖和米格列醇等)、DPP-4 抑制剂(西格列汀、沙格列汀、维格列汀)等五类口服降糖药,其中磺脲类(常用的有格列齐特、格列吡嗪、格列美脲等)、格列奈类(瑞格列奈)都是促胰岛素分泌剂,它们最大的副作用就是可能导致低血糖,瑞格列奈还可能导致体重增加,格列酮类:包括罗格列酮和吡格列酮,通过增加胰岛素降低血糖,适用于新诊断、胰岛素抵抗为主要特征的老年糖尿病患者,单用不引发低血糖,有益于降低心脑血管粥样硬化性病变的进程。但有增加体重、水肿、加重心力衰竭、加重骨质疏松(骨折)的风险,老年患者应用需评估利弊。α- 糖苷酶抑制剂(阿卡波糖等)通过抑制碳水化合物在小肠上部的吸收而降低餐后血糖。老年糖尿病患者常见不良反应为胃肠道反应如腹胀、排气等。从小剂量开始,逐渐加量可减少不良反应。DPP-4 抑制剂通过增加体内自身 GLP-1 水平改善糖代谢。降糖机制同 GLP-1RA 但疗效略弱。单独应用不增加低血糖风险,对体重影响小,耐受性和安全性较好,用于老年患者,甚至伴有轻度认知障碍的老年患者均有较多获益。

(5)胰岛素制剂:胰岛素是最有效的降血糖药物,为严重高血糖患者挽救生命的必需品,但需关注其引发低血糖和增加体重的副作用。老年患者应用胰岛素治疗前应评估低血糖发生风险。自我管理水平较高、胰岛素治疗模式简化(单用长效)可降低老年患者低血糖风险。起始胰岛素治疗须对患者进行胰岛素注射方法和低血糖防治的宣教。发生低血糖多因饮食量、运动量和胰岛素用量这三点的平衡被打乱。现有胰岛素制剂品种较多,包括动物来源、基因合成人胰岛素或人胰岛素类似物。按皮下注射后起效时间分为速效、短效、中效、长效和超长效,也有因需求配置不同比例短(速)中(长)效的预混制剂,可根据患者胰岛 β 细胞功能和血糖变化情况选用。CSII,半智能的胰岛素泵可模拟全天不同生理活动和多餐进食对胰岛素的需求、经特制皮下留置针持续注射胰岛素,更有利于全天血糖的平稳控制和减少低血糖风险静脉胰岛素注射,用于糖尿病急性并发症,如高血糖高渗状态、糖尿病酮症酸中毒,慢性并发症如糖尿病足以及重症感染、创伤救治、危重症患者救治、肠外营养支持等情况。

(五) 糖尿病治疗后再评估与调整

老年糖尿病患者治疗方案疗效观察和后续的治疗调整是重要环节。安排进一步随诊、观察计划,注重患者的实效教育、改进与患者和 / 或家属沟通方式、了解患者生活方式(饮食、运动)情况、用药依从性等,根据病情变化及时调整治疗,是提高总体血糖控制达标率的有效措施。

1. **随访内容**　病史,症状(口渴、多饮、多尿、视物模糊、手足麻木、下肢水肿、体重下降等),服药依从性、低血糖反应等。生活方式改善情况(吸烟量、饮酒量、运动量、心理调整等)。

2. **评估内容**　体格检查如血压、心率、心律、身高、体重、腰围、臀围、BMI等。辅助检查空腹血糖、餐后 2 小时血糖、糖化血红蛋白、血管超声、肌电图、眼底检查等是评估糖尿病及其并发症的情况,为调整治疗方案奠定基础。

3. **随访频率**　了解病情:每年至少 6 次;饮食运动及心理指导:每年至少 6 次;药物治疗指导:每 6 个月至少 1 次;健康教育和自我管理指导:每年至少 6 次;血糖监测:至少每周 1 次(空腹 - 餐后 2 小时),或根据病情由医生决定血糖监测频率;血压监测:伴高血压者至少每月 1 次,未伴高血压者至少每年 1 次;体重监测:每次随访时测量;血脂监测:每年 1 次;糖化血红蛋白监测:血糖稳定者每 6 个月 1 次,否则每 3 个月 1 次;尿微量白蛋白监测:每年 1 次;神经病变检查:每年 1 次,有症状者及时就诊;视网膜病变检查:每年 1 次,视网膜病变增殖期患者随时就诊;足部检查检查:每年 1 次,有足部病变者及时就诊；对于血糖控制差、已有并发症、自我管理能力差以及年龄偏低或个人治疗需求高的患者，接受患者指导的频率需提高。

4. 药物调整　除降血糖之外有减轻体重、改善 ASCVD、CKD 发展风险或心力衰竭需求时，可优先选择二甲双胍、GLP-1RA 或 SGLT-2。HbA1c<7.5% 选择单药治疗模式，HbA1c ≥ 7.5% 选择双药 / 三药联合治疗模式，HbA1c ≥ 9.5%，考虑联合胰岛素治疗。根据 HbA1c 水平分层，较早联合治疗的血糖控制效果优于阶梯式血糖控制模式。

5. 评估方式　可应用智能终端进行饮食活动跟踪、定时提醒方式。定期进行线下代谢评估、身体素质评估、身体形态指标评估、线上生活质量评估、自我管理行为改变的评估。

二、高尿酸血症 / 痛风

（一）高尿酸血症 / 痛风医养结合远程协同服务适合人群

血尿酸过高而沉积在关节、组织中造成多种损害的一组疾病，严重者可并发心脑血管疾病、肾衰竭，最终可能危及生命。国内外痛风诊疗指南始终以关节穿刺并发现单钠尿酸盐结晶作为痛风诊断的金标准。而对于基层医生，在无法进行关节穿刺镜检时，可参考痛风分类标准、通过问诊和查体发现典型的临床表现及体征来做出临床诊断，以利于患者的及时治疗。首先符合以下两条之一者可纳入医养结合远程管理范围：经至少 2 次正规实验室指标明确诊断高尿酸血症的社区居民；曾有痛风发作的社区居民。如有以下情况中建议上级医院转诊：

1. 及时转诊建议

（1）急性肾衰竭（如尿量急剧减少等）或慢性肾脏病 4 或 5 期，需紧急转诊。

（2）疑诊泌尿系结石所致尿路梗阻或肾绞痛（腹痛、腰痛、尿痛、血尿、尿量减少等），需紧急转诊。

（3）首次发作关节症状且尚无法明确诊断痛风。

（4）怀疑感染性关节炎。

（5）痛风反复发作、控制不佳。

（6）合并肿瘤或妊娠或哺乳。

（7）肝功能明显异常（转氨酶高于 3 倍正常值上限或胆红素升高）。

（8）合并其他复杂全身疾病。

（9）其他无法处理的急症。

如居民因典型急性痛风性关节炎症状（突发关节红肿、疼痛剧烈，累及下肢远端单关节，特别是第一跖趾关节多见，常于 24 小时左右达到高峰，数天至数周内自行缓解,存在明确诱因等)就诊,对于存在及时转诊指征,但无明确合并肾功能不全及心血管疾病、无明确药物使用禁忌证的患者,可先予以NSAIDs 药物、秋水仙碱(如既往曾用秋水仙碱可迅速缓解症状)等抗炎治疗、控制关节肿痛症状,再转诊上级医院。

2. **常规转诊建议**

(1)明确诊断痛风性关节炎或正在发作急性关节症状的患者:

1)急性发作累及大关节、多关节,或伴有发热等明显全身症状者,需转诊上级医院确诊并制定治疗方案。

2)经治疗 24 小时关节症状改善<50% 者,为疗效不佳,需尽快转诊上级医院明确诊断或调整方案。

3)明确诊断痛风性关节炎且非急性期的患者,建议由上级医院专科医生选择合适的降尿酸药物并启动降尿酸治疗,待方案确定后再由基层医生进行长期监测、随访。

(2)合并其他慢性病、系统性疾病或因此服用影响尿酸代谢的药物的痛风或高尿酸血症患者:

1)伴发高血压、糖尿病(也包括乳酸酸中毒、糖尿病酮症酸中毒等急症)等代谢性疾病和缺血性心脏病等其他慢性病的患者,如危险因素控制不佳,需转诊上级医院。

2)各类肾脏疾病所致的肾功能不全或部分肾小管疾病与存在血液系统疾病(如急慢性白血病、红细胞增多症、多发性骨髓瘤、溶血性贫血、淋巴瘤)或恶性肿瘤患者或正在接受癌症化疗的患者,基层医生可在进行增加饮水量、适当碱化尿液的处理后,转诊上级医院调整上述合并症治疗,并综合考虑,制定整体治疗方案。

3)正在服用影响尿酸代谢药物的患者,基层医生在条件允许时,可尝试调整药物,尽量避免上述药物应用,密切监测尿酸水平,如尿酸水平、痛风关节症状控制不佳,应尽快转诊上级医院,调整药物并制定整体治疗方案。通过基层医疗卫生机构初步评估未发现明确药物需转诊。

(3)确定继发因素的单纯无症状高尿酸血症患者:如血尿酸≥600μmol/L(10mg/dl),应转诊上级医院进一步除外继发因素并制定整体治疗方案,之后转回基层医疗机构院长期随访。高龄者建议定期筛查肿瘤、监测肾功能。

(二)高尿酸血症/痛风远程协同服务的数据采集及评估

1. **数据采集及评估**

(1)询问基本情况(包括既往史、家族史等):是否伴发高血压/缺血性心脏病、肿瘤/血液系统疾病、其他慢性疾病(如高血压、糖尿病、肺结核等)。

(2)询问最近症状以及近期血尿酸水平的变化:初次就诊询问完整病史;

常规就诊者询问最近 1 个月的情况；因病情变化来就诊者，询问最近 1 周情况。

（3）询问生活方式：包括饮酒史，饮食习惯，生活习惯等。

（4）检查一般状况：测量体温、脉搏、呼吸、血压、身高、体重、腰围，计算 BMI。

（5）基本体格检查：关节查体，耳廓、皮下查体，腹部、下肢查体。

（6）辅助检查：血标本（尿酸、血脂和血糖）；尿标本常规、肾小球滤过率；肝脏、肾脏 B 超、关节 X 线、心电图。

（7）治疗情况：目前所用药物、既往曾用药物；每日饮水情况；目前饮食、饮酒情况；既往并发症及治疗情况。询问过敏史，特别是药物过敏史。

2. 建立居民建档 初次就诊的患者填写高尿酸血症居民基本信息情况表，每年更新填写高尿酸血症居民健康管理年检表，无症状或间歇期高尿酸血症每次随访填写高尿酸血症居民随访表。依赖移动通信技术，提供或获取医疗健康服务和信息的方式，包括监控、个人紧急援助、远程医疗、可穿戴设备、移动医疗信息和健康健身软件等内容。高尿酸血症 / 痛风管理应逐步完善网络化和信息化建设，将患者自我管理、家庭尿酸监测，通过移动医疗服务，与社区和专科医院相连接，提高管理效率。

（三）高尿酸血症 / 痛风医养结合的远程健康教育

高尿酸血症作为一种嘌呤代谢紊乱状态，是发生痛风的生物化学基础和最直接病因，目前国际上已经把高尿酸血症看作是继高血压、糖尿病、高血脂之后的第 4 个重要危险因素加以重视。高尿酸血症及痛风与心血管疾病、糖尿病、血脂异常、胰岛素抵抗及肥胖症等各类慢性病的发生发展都有密切关系，均可相互增加各靶器官发生并发症的风险。当然痛风对人类健康的影响也是众所周知的，可概括为关节肿痛、功能障碍、致畸致残、脏器损害四个方面。

急性痛风性关节炎好发于下肢单关节，典型发作起病急骤，数小时内症状发展至高峰，关节及周围软组织出现明显的红肿热痛，疼痛剧烈。大关节受累时可有关节渗液，并可伴有头痛、发热、白细胞计数增高等全身症状。半数以上患者首发于足第一跖趾关节，而在整个病程中约 90% 患者的该关节被累及，其他跖趾、踝、膝、指、腕、肘关节亦为好发部位，而肩、髋、脊椎等关节则较少发病。

绝大多数患者因未长期坚持控制高尿酸血症，更多关节受累，痛风发作变得频繁，对药物治疗的反应变差，发作时间可能持续更长，逐渐进展为慢性、双侧受累、多发性关节炎，最终出现关节畸形，在关节附近肌腱腱鞘及皮肤结缔组织中形成痛风结节或痛风石。

127

　　长期高尿酸血症患者可出现肾脏损害,包括慢性尿酸盐肾病、肾结石等。其中慢性尿酸盐肾病也称作痛风性肾病,可表现为尿浓缩功能下降(如夜尿增多、低比重尿、小分子蛋白尿)或肾小球滤过率下降,由于痛风患者常伴有高血压、动脉硬化、肾结石、尿路感染等,因此痛风性肾病可能是综合因素的结果。同时,部分高尿酸血症患者肾结石的症状早于关节炎的发作。痛风及高尿酸血症患者结石成分主要为尿酸性结石和草酸钙结石。酸性尿及尿酸浓度增加呈过饱和状态为尿酸结石形成的两个主要因素,另外肥胖、代谢综合征、慢性腹泻、糖尿病也是尿酸性结石形成的危险因素。患者常常出现腰痛急性发作或血尿,大量尿酸结晶广泛阻塞肾小管腔或尿路结石造成尿道梗阻,将可能导致急性肾衰竭。通过多饮水、碱化尿液、降低血尿酸等,可挽救部分肾功能。慢性梗阻可引起肾积水、肾实质性萎缩,不及时诊治最终可发展为终末期肾病。

(四)高尿酸血症/痛风的远程医疗服务指导

　　改善生活方式是治疗痛风及高尿酸血症的核心,特别是对于早期发现的患者。治疗的目标是促进晶体溶解和防止晶体形成,合理的综合治疗能提高其生命质量,减少并发症的发生,改善预后。

　　1. 改善饮食习惯与控制饮酒　国内外针对高尿酸血症/痛风的管理指南均指出需对患者进行饮食管理,基层医生应需要更新和强调正确的痛风患者饮食、控酒观念。

　　(1)单纯饮食治疗的降尿酸效果往往不足以使痛风患者的血尿酸降至目标值以下,仍需同时使用降尿酸药物。但随着规范管理的时间延长,在保持血尿酸水平正常的基础上可以逐渐减少药物剂量。

　　(2)传统的低嘌呤饮食观念需要更新。严格低嘌呤饮食中碳水化合物供能比例过高,容易引起胰岛素抵抗,减少尿酸排泄,引起血尿酸升高。食物对高尿酸血症和痛风患者的危害不能单纯以嘌呤含量来界定。目前,强调每日饮食嘌呤含量控制在 200mg 以下,避免摄入高嘌呤动物性食品(如动物内脏、甲壳类、浓肉汤和肉汁等),限制或减少红肉摄入。

　　(3)强调饮食控制需要个体化,明确告知患者避免、限制和鼓励的食物种类,了解常见食物的嘌呤含量。

　　(4)建议每日饮水量维持在 2 000ml 以上,应避免饮用含果糖饮料或含糖软饮料、果汁和浓汤,可以饮用水、茶或不加糖的咖啡。

　　(5)严格控酒,酒精摄入呈剂量依赖性地增加痛风发作频率,啤酒和烈性酒均可增加痛风发作频率,饮用红酒是否增加痛风发作频率目前有争议。长期大量饮酒可导致血乳酸增高进一步影响尿酸排泄;可造成嘌呤摄入增多;饮酒时常进食高嘌呤食物,酒能加快嘌呤的代谢,导致体内血尿酸水平增高而诱发痛风性关节炎的急性发作。

2. 体重管理　超重和肥胖会诱发或并发许多常见慢性疾病,如高血压、冠心病、脑血管病、糖尿病、血脂异常、脂肪肝、高尿酸血症 / 痛风等。肥胖尤其是腹型肥胖与高尿酸血症关系密切,应对所有痛风及高尿酸血症的患者评估体重情况,并指导居民合理控制体重。

3. 痛风性关节炎的运动指导　对于痛风性关节炎的患者来说,尽管疼痛和功能限制会让运动更困难,但是规律的锻炼对于患者仍是非常必要的。运动可以减轻疼痛、维持关节周围的肌肉力量和耐力,有利于减轻疼痛、减轻关节的僵硬,预防功能下降,降低心脑血管事件发生率,并改善精神状态和生命质量。

4. 药物治疗　在药物治疗过程中,避免滥用抗菌药物、长效糖皮质激素;要规范使用降尿酸治疗药物等。

(1)秋水仙碱:起始负荷剂量为 1.0mg 口服,1 小时后追加 0.5mg,12 小时后按照 0.5mg、1~2 次 /d,肾功能不全者须酌情减量。秋水仙碱不良反应随剂量增加而增加,常见有恶心、呕吐、腹泻、腹痛等胃肠道反应,症状出现时应立即停药;少数患者可出现白细胞计数减少、肝功能异常、肾脏损害。

(2)NSAIDs:若无禁忌推荐早期足量使用 NSAIDs 速效制剂,如依托考昔、双氯芬酸钠、美洛昔康等。有活动性消化道溃疡 / 出血,或既往有复发性消化道溃疡 / 出血病史为 NSAIDs 绝对使用禁忌。部分 NSAIDs 可能引起心血管事件的危险性增加,合并心肌梗死、心功能不全者避免使用。NSAIDs 使用过程中需监测肾功能,慢性肾脏病患者不建议使用。

(3)糖皮质激素:主要用于严重急性痛风发作伴有明显全身症状,肾功能不全,秋水仙碱、NSAIDs 治疗无效或使用受限者。尽量避免使用长效糖皮质激素如地塞米松等。对于糖尿病、高血压控制不佳者,合并存在感染,有活动性消化道溃疡 / 出血或既往有复发性消化道溃疡 / 出血病史者慎用。使用后注意预防和治疗高血压、糖尿病、水钠潴留、感染等不良反应。

(4) 别嘌醇:推荐成人初始剂量一次 50mg、1~2 次 /d,每次递增 50~100mg,一般剂量 200~300mg/d,分 2~3 次服,每日最大剂量 600mg。别嘌呤醇常见的不良反应为过敏、肝功能损伤和血象抑制。重度过敏可致死,条件允许建议筛查 HLAB*5801 基因。如无法进行基因筛查,应仔细询问过敏史,从 50mg/d 甚至更小剂量开始使用,仔细观察,一旦出现皮疹立即停药。

(5)非布司他:推荐初始剂量为 20~40mg、1 次 /d,每次递增 20mg,每日最大剂量 80mg。近年针对非布司他和心血管安全性的研究结果尚无明确定论,建议基层医生在选用非布司他前充分评估,对于有心血管基础疾病或高危因素的患者慎用。

(6)苯溴马隆：促尿酸排泄药物，泌尿系结石患者和肾功能不全的患者属于相对禁忌，服用期间应多饮水以增加尿量。

(7)碳酸氢钠片：碱化尿液用于慢性肾功能不全合并高尿酸血症和/或痛风、接受促尿酸排泄药物治疗、尿酸性肾结石的患者。起始剂量 0.5~1.0g，分 3 次口服，与其他药物相隔 1~2 小时服用，主要不良反应为胀气、胃肠道不适，长期服用需警惕钠负荷过重及高血压。切忌过度碱化，尿 pH 过高增加磷酸钙和碳酸钙等结石形成风险。

(五)高尿酸血症/痛风治疗后再评估与调整

确诊高尿酸血症患者的综合管理、危险因素去除（主要指综合管理基层可干预的因素）和预防教育、典型急性痛风及其他并发症的发现和初步处理等工作，主要可干预因素包括饮酒、肥胖、不良的饮食习惯（如摄入盐及高热量、高嘌呤食物过多等）、不良的生活习惯（如运动少、生活不规律等）、血压、血糖、血脂等危险因素的管理等。对于诊断不明特别是怀疑感染性关节炎、难以控制的痛风急性发作和重症痛风或高尿酸血症出现急慢性并发症者，应及时转诊专科医生或上级医院，待诊断明确或病情平稳后基层医生继续随访。同时，使上级医院经治疗好转的患者（诊断明确，治疗方案确定，临床情况已控制稳定）能够顺利转回基层医疗卫生机构。

（朱晓丹　林子晶　曹明明　张春凤　邱　辉）

第七节　运动系统疾病医养结合远程协同服务

一、退行性骨关节疾病

(一)退行性骨关节疾病医养结合远程协同服务适合人群

退行性骨关节疾病也称骨性关节炎，是一种严重影响患者生活质量的关节退行性疾病，主要以关节软骨退变、关节面和其边缘形成新骨为特征的非炎症性病变。骨性关节炎疾病迁延不愈，需要长期康复管理治疗。退行性骨关节疾病医养结合远程协同服务的适合人群纳入标准包括：依据骨性关节炎疾病诊断标准而做出明确诊断的骨性关节炎患者，根据患者病史、症状、体征、X 线表现及实验室检查做出临床诊断；根据关节疾病分类诊断为以关节软骨受损和骨质增生为特征的慢性关节疾病人群。非纳入及转诊标准包括：因外伤导致的关节持续性疼痛或压痛的患者；外伤所致的关节及关节软骨受损的患者；骨折愈合之后出现关节僵硬的患者；关节伴有化脓性炎症的患者；伴有其他常见骨关节疾病如类风湿关节炎或强直性脊柱炎的患者。

（二）退行性骨关节疾病远程协同服务的数据采集及评估

1. 数据采集　对于退行性骨关节疾病远程协同服务的数据采集，首先需要与远程医疗对接的基层医疗机构收集整理参考资料，其次利用这些资料建立网上电子病历管理系统，同时对远程协同服务对象的资料进行整理、完善和上传。

可采集的数据包括：社区居民健康档案；医院门诊病历资料的收集包括影像学检查结果、诊疗方案等；医院住院患者的病历资料如血常规等实验室检查结果、影像学 X 线和磁共振检查结果、术前病史与查体资料、药物和 / 或手术治疗记录、术后康复治疗记录等。将这些资料建立电子病历管理系统后，进行下一步的分类整理。可根据按病理分型：从关节软骨、软骨下骨、滑膜、关节囊与周围肌肉四个部位不同程度的损伤对服务对象进行归类。也可采用依据服务对象的治疗方式不同归类，例如根据服务对象是否接受非药物治疗、药物治疗、手术治疗进行归类。

2. 数据的评估　退行性骨关节疾病远程协同服务的数据的评估包括如下内容：

第一，根据服务对象的病史、临床症状体征（如关节僵硬、关节疼痛、关节肿大、活动受限等），实验室检查结果（如血常规、红细胞沉降率、C 反应蛋白等），影像学检查（如 X 线检查、磁共振检查）评估服务对象目前处于临床疾病严重程度分期。

第二，按照服务对象治疗方案进行评估，例如非药物治疗、手术治疗情况，也可以进行治疗前后的对比，分析评估不同治疗方式对退行性骨关节疾病的后期影响。

第三，对服务对象的功能状况进行评估，可根据肌力、肌张力、关节活动度、感觉等方面评估疾病对服务对象日常生活活动能力的影响。

第四，辅助设施的评价，如最大限度提高患者的独立性，确保患者居家生活安全。

第五，基于健康评估的结果建立风险预测机制，在与远程医疗对接的基层医疗机构的家庭医师与健康管理师的指导下，建立和健全服务对象健康骨性关节炎评估系统及风险预测系统。同时要注意知情告知情况，确保服务对象参与全程管理的实施过程、风险和不可预知因素等，并与服务对象签订知情同意书。

退行性骨关节疾病的远程便携式设备主要是具有物联网功能的康复设备及辅助设备，力图带有网络功能的步行记录仪、握力器、关节训练仪、拐杖及轮椅等。利用这些远程便携式设备,有效应用于远程医疗与慢性病管理,对服务对象提供健康监护、辅助治疗和康复训练。将医疗服务扩展到社区和家庭,为其提供便捷、有效经济的健康监护服务。

(三) 退行性骨关节疾病医养结合的远程健康教育与预防

1. 退行性骨关节疾病的健康教育　医养结合远程服务系统突破了时间和地域的限制,将在线上收集退行性骨关节疾病患者的基本信息和健康情况,同时进行健康及疾病风险性评估。建立退行性骨关节疾病远程医疗的网络框架,采用健康宣传、宣讲的方式,提高退行性骨关节疾病患者及家属、社区居民对该病的认识和知晓率,进而提高退行性骨关节疾病的健康教育。退行性骨关节疾病分为原发性和继发性,原发性退行性骨关节疾病多发生于中老年人群,无明确的全身或局部诱因,继发性退行性骨关节疾病多发生于青壮年。其中原发性骨性关节炎最为常见,以膝关节、髋关节多见,主要症状为关节肿痛、活动不稳及骨质增生。导致退行性骨关节疾病发病的相关因素较多,女性、肥胖和关节损伤与膝关节疾病发病有关;年龄、性别及某些特殊职业是手部退行性骨关节疾病发病的危险因素;年龄和性别是髋关节发病的相关因素。髋、膝关节退行性骨关节疾病的发病率均随年龄增加而增高,女性发病率高。

关节疼痛及压痛是最为常见的临床表现,疼痛在各个关节均可出现,其中以髋、膝及指间关节最为常见。初期为轻度或中度间断性隐痛,休息后好转,活动后加重;疼痛常与天气变化有关,寒冷、潮湿环境均可加重疼痛,晚期可以出现持续性疼痛或夜间痛。关节局部可有压痛,在伴有关节肿胀时尤其明显。关节活动受限常见于髋、膝关节。晨起时关节僵硬及发紧感,俗称晨僵,活动后可缓解。关节僵硬持续时间一般较短,常为几分钟至十几分钟,极少超过30分钟。患者在疾病中期可出现关节绞锁,晚期关节活动受限加重,最终导致残疾。关节肿大以指间关节最为常见且明显,可出现 Heberden 结节和 Bouchard 结节。膝关节因骨赘形成或滑膜炎症积液也可以造成关节肿大。骨摩擦音(感)常见于膝关节。由于关节软骨破坏,关节面不平整,活动时可以出现骨摩擦音(感)。肌肉萎缩常见于膝关节。关节疼痛和活动能力下降可以导致受累关节周围肌肉萎缩,关节无力。

2. 退行性骨关节疾病患者的预防　通过远程协同服务对退行性骨关节疾病患者及家属进行相关知识的教育,普及退行性骨关节疾病的预防知识,开展健康咨询与指导,促进医养结合平台更好地发展。

一级预防指未发生骨关节炎时采取措施预防,包括营养均衡保持肌肉协调、防止身体过度肥胖,体育锻炼时适当准备活动、针对性做肌肉训练等。青少年要适度锻炼,避免关节损伤,注重身体运动系统功能整体性的发展。老年人树立正确的健康管理观念,避免进行长期负重运动如爬山等。

二级预防即有病早治,建议骨关节炎早期患者及时就诊,以获得有效治疗,避免骨关节炎进一步发展。要注意生活方式,推迟关节退变的发生。对病变程度不重、症状较轻的患者,强调改变生活及工作方式的重要性,避免长时间跑、跳、蹲,选择正确的运动方式,根据不同个体远程制定个体化的运动方案,减轻疼痛、改善和维持关节功能。老年人额外注意增加维生素 C、维生素 D 的摄入,促进钙吸收。

三级预防根据疾病程度、个人身体状况,选择最恰当有效的治疗措施,防止骨关节炎导致残疾,影响生活质量。中老年人的关节已经发生了退变,应采取积极保护措施,避免关节退变加快,使患者树立正确的治疗目标。此时应避免爬山、爬楼梯等活动,注重提高肌肉力量,锻炼方式应简便可行,利于坚持,局部练习和整体练习结合,提高日常生活活动能力。另外减轻体重不但可以改善关节功能,而且可减轻关节疼痛。改善和维持关节功能,保持关节活动度,延缓病情进展。

(四)退行性骨关节疾病的远程医疗服务指导

1. 生活方式调整

(1)适当的体育运动:有规律的运动能够通过加强肌肉、肌腱和韧带的支持作用而有助于保护关节,保持关节的活动度,增强关节周围肌肉的力量,改善关节的稳定性,防止骨质疏松和关节僵硬,但应量力而行。有氧运动如游泳、散步、仰卧直腿抬高、不负重的关节屈伸活动等都是不错的锻炼项目。保持良好的行走、劳动姿势、下蹲时应扶物借力,避免长时间下蹲。女性患者应少穿高跟鞋,打太极拳时不宜蹲马步,平时可采取骑自行车代步。同时要注意体重,体重下降能够防止或减轻关节的损害,并能减轻患病关节所承受的压力。另外要注意保暖,避免风寒湿邪侵袭,必要时佩戴护膝,住在向阳的房间,温湿度适宜,平时多晒太阳。

(2)合理膳食:饮食宜清淡,少吃辛辣刺激性的食物以及生冷、油腻之物(奶油及油炸食品);忌高甜食物,以少吃或不吃甜食品(如糖果、甜饼、巧克力等)为好;进食高钙食品,以确保骨质代谢的正常需要,宜多食牛奶、蛋类、豆制品、鱼虾等,必要时补充钙剂;蛋白质的摄入应有限度,食物中过高的蛋白质会促进钙从体内排出;因海参、海鱼、海带等海产品中含有一定量的嘌呤,可在关节中形成尿酸结晶,加重骨性关节炎症状,也应少吃或不吃。

2. 药物远程指导　退行性骨关节疾病的用药原则包括:用药前进行危险因素评估,关注潜在内科疾病风险;根据患者个体情况,剂量个体化;尽量使用最低有效剂量,避免过量用药及同类药物重复或叠加使用;用药 3 个月后需根据病情选择相应的实验室检查。

首先药物治疗主要是对症治疗包括：镇痛剂及非甾体抗炎药；关节腔内注射玻璃酸钠对轻、中度患者有一定疗效；关节内注射激素应慎重(虽能短期内减轻症状,却可能加重软骨退变),均需依据医嘱督导。对于上述三大类药物进行药物毒副作用观察,毒副作用则随时发生随时填写。药物依从性的指导,药物受性及依从性观察可以隔3个月1次。

其次是疼痛、晨僵、活动受限症状观察,时间为每隔3个月1次。观察内容涉及患者自从上次随诊观察后上述症状是否加强。VAS疼痛评分标准包括：0分为无痛；3分以下为轻微疼痛,可以忍受；4~6分为患者疼痛并影响睡眠,尚能忍受；7~10分为患者有逐渐强烈的疼痛,疼痛难忍。其他骨性关节炎及其相关疾病的指标监测如影像学检查、X线检查等。

3. **心理调整**　慢性疾病患者由于长期受疾病影响,在日常生活中多个方面都会受到影响,同时产生较大的心理压力。心理指导要注意首先正确认识该病,了解治疗的目的是提高生活质量,帮助患者解除思想压力,树立乐观的态度积极配合治疗,避免对本病治疗不利的各种因素,同时建立合理的生活方式。

4. **康复护理指导**　在医生远程医疗的指导下选择正确的运动康复方式,制定个体化的运动康复方案,从而达到减轻疼痛,改善和维持关节功能,保持关节活动度,延缓疾病进程的目的。

(1)低强度有氧运动：采用正确合理的有氧运动方式可以改善关节功能,缓解疼痛。应依据患者发病部位及程度,在医生的指导下选择。

(2)关节周围肌肉力量训练加强关节周围肌肉力量,既可改善关节稳定性,又可促进局部血液循环,但应注重关节活动度及平衡(本体感觉)的锻炼。依据患者自身情况及病变程度,通过远程医疗服务系统指导并制定个体化的训练方案,常用方法包括股四头肌等长收缩训练、直腿抬高加强股四头肌训练、臀部肌肉训练、静蹲训练、抗阻力训练。

(3)关节功能训练：主要指膝关节在非负重的情况下进行屈伸活动,以保持关节最大活动度。常用方法包括：关节被动活动、牵拉、关节助力运动和主动运动。

物理治疗：主要是通过促进局部血液循环、减轻炎症反应,达到减轻关节疼痛、提高患者满意度的目的。常用方法包括水疗、冷疗、热疗、经皮神经电刺激、按摩、针灸等。不同治疗方法适用人群不同,但目前经皮神经电刺激、针灸的使用尚存一定争议,应根据患者的具体情况选择合适的治疗方法。

另外通过减少受累关节负重来减轻疼痛可提高患者满意度,但不同患者的临床获益存在一定差异,患者必要时应在医生远程医疗指导下选择合适的行动辅助器械,如手杖、拐杖、助行器、关节支具等,也可选择平底、厚实、柔软、宽松的鞋具辅助行走。

(五) 退行性骨关节疾病治疗后再评估与调整

根据服务对象的健康状况,慢性病情况和慢性病管理流程及指南,在相应专家团队指导下,再次评估服务对象病变部位、关节的活动度、关节疼痛的程度、肌肉的力量、负重行走能力以及关节工作的转向能力、合并疾病等多个方面,进而确定每个服务对象的具体监测指标周期、监测指标类别、干预和随访指标等。

再评估内容包括以下几个方面:第一,危险因素的再评分,是否注意饮食,体重的减轻情况,关节是否出现再次损伤情况等。第二,依从性评估,服务对象是否完成家庭康复计划,是否依据康复计划进行康复训练。第三,治疗效果的评估,其内容包括关节活动度达正常活动范围的 3/4 以上;VAS 疼痛评分:3分以下(轻微疼痛,可以忍受);握力 25~30kg;单次行走距离达 300 米。第四,终点事件评估包括关节功能完全丧失,是否进行关节置换术以及意外死亡事件。第五,不良事件评估,如果出现关节活动度降低;疼痛加重;肌肉力量减弱;负重能力下降等不良情况者,要及时就医。第六,远程设备使用评估,各仪器设备应严格按使用说明操作,定期检查,如遇故障应及时与医生及设备厂家沟通协调。第七,根据再评估结果,对康复方案进行适当的调整,对生活行为未改善部分进行纠正。

二、骨质疏松症

(一) 骨质疏松症医养结合远程协同服务适合人群

骨质疏松症(osteoporosis,OP)是一种以骨量低下、骨微结构破坏、导致骨脆性增加、易发生骨折为特征的全身性骨病。2001 年,美国国立卫生研究院(National Institutes of Health,NIH)提出骨质疏松症是以骨强度下降、骨折风险性增加为特征的骨骼系统疾病,骨强度反映了骨骼的两个主要方面,即骨矿密度和骨质量。骨质疏松骨折的高发病率、高致残率以及病死率不仅严重降低患者的生活质量,给患者的生活带来很大的不良影响,而且带来巨大的经济和社会健康负担。目前,全球大约有两亿人患有骨质疏松,而在我国有70%~80% 的中老年骨折都是因为骨质疏松症引起的。随着人们寿命的延长,老龄化的不断增加,骨质疏松症逐渐发展成为当前社会主要的健康问题之一。骨质疏松作为中老年人常见疾病,与人们的日常行为习惯、饮食、营养结构等密切相关。目前我国对于该病主要是采取措施进行预防以及健康教育。

骨质疏松症医养结合远程协同服务适合人群纳入标准包括:依据骨质疏松症诊断标准而做出明确诊断的骨质疏松症患者。骨质疏松症诊断一般以骨量减少、骨密度下降和 / 或发生脆性骨折等为依据,发生脆性骨折即可诊断为骨质疏松。目前尚缺乏直接测定骨强度的临床手段,因此,骨密度和骨矿含量测定是骨质疏松症临床诊断以及评价疾病程度客观的量化指标。骨密度及骨测量的方法较多,不同的方法在骨质疏松症的诊断、疗效的监测、骨折危险性的评估作用也有所不同。临床上应用的有双能 X 线吸收测定(DXA)、外周双能 X 线吸收测定法(pDXA)以及定量计算机断层照相术(QCT)。其中 DXA 测量值是目前国际学术界公认的骨质疏松症诊断的金标准。

非纳入及转诊标准包括:影响骨代谢的内分泌疾病如性腺、肾上腺、甲状旁腺及甲状腺疾病等,类风湿关节炎等免疫性疾病,影响钙和维生素 D 吸收和调节的消化道或肾脏疾病,多发性骨髓瘤等恶性疾病,长期服用糖皮质激素或其他影响骨代谢药物,以及各种先天或获得性骨代谢异常疾病患者。

(二)骨质疏松症远程协同服务的数据采集及评估

通过与远程医疗对接的互联网基层医疗机构的医师及健康管理师进行数据采集,收集、扫描、整理并上传,同时要注意数据的完善。具体的数据资料需要包括以下内容:第一,医院门诊的病历资料,例如疾病的主要诊断、治疗方案及效果等。第二,医院住院病历资料,其包括病案复印件、出院小结、出院诊断证明、重要的影像学检查(X 线片、CT、MRI、骨密度测量、ECT 等)、实验室检查及生化检查(如血尿常规、肝肾功能、钙、磷、碱性磷酸酶、血清蛋白电泳等)、骨密度及骨代谢生化指标、用药清单等。另外也可酌情收集血沉、性腺激素、25-OHD、1,25-(OH)$_2$D、甲状旁腺激素、尿钙和磷、甲状腺功能、皮质醇、血气分析、血尿轻链、肿瘤标志物、放射性核素骨扫描、骨髓穿刺或骨活检等检查结果。数据收集时要注意实验室生物化学指标可以反映人体骨形成和骨吸收情况,生物化学指标测量本身不能用于诊断骨质疏松,但有助于骨质疏松症的诊断分型和鉴别诊断,以及早期评价对骨质疏松治疗的反应。原发性的骨质疏松患者通常血钙、磷、碱性磷酸酶值在正常范围,当有骨折时,血碱性磷酸酶值水平有轻度升高。第三,记录一般情况和常见检测指标,性别、年龄、身高、体重、心电图、血压、血脂、尿常规、女性性激素、生活方式、营养情况、其他疾病情况(例如高血压、冠心病、脑梗死等)、吸烟饮酒史和家族史。

(三)骨质疏松症医养结合的远程健康教育与预防

1. 骨质疏松症的健康教育 通过远程协同服务对骨质疏松症患者及家属进行相关知识的教育,普及骨质疏松症的临床表现、风险因素等信息。对服务对象进行健康及慢性病防治知识科普宣教,提供科普资料、影像资料或者远程授课。骨质疏松症分为原发性和继发性两大类。原发性骨质疏松症又分为绝经后骨质疏松症(Ⅰ型)、老年性骨质疏松症(Ⅱ型)和特发性骨质疏松(包括青少年型)3 种。绝经后骨质疏松症一般发生在妇女绝经后 5~10 年内;老年性骨质疏松症一般指老年人 70 岁后发生的骨质疏松;继发性骨质疏松症指由任何影响骨代谢的疾病或药物所致的骨质疏松症;而特发性骨质疏松主要发生在青少年,病因尚不明。骨质疏松属于慢性非传染代谢性疾病,疼痛、脊柱变形和发生脆性骨折是骨质疏松症最典型的临床表现。疼痛严重时翻身、起坐及行走有困难。脊柱变形骨质疏松严重者可有导致胸廓畸形,腹部受压,影响心肺功能等。骨质疏松性骨折的危害性很大,导致病残率和病死率的增加。骨质疏松的主要危险因素包括骨密度的降低、年龄增长、既往骨折史、家族史、其他疾病和激素类药物的使用(如慢性感染、类风湿关节炎、帕金森病等)。指导骨质疏松患者进行相应治疗及自我保健,告诫他们尽可能避免外力对身体的撞击。保持良好的精神状态对老年骨质疏松患者非常重要,情绪乐观、心胸豁达有助于提高神经反应的灵敏性,改善平衡功能,减少骨折发生机会。同时应耐心向患者介绍骨质疏松的保健知识,提供治疗效果较满意的病例,增强患者面对疾病的意识。提高自我保护意识,防止跌倒发生。如注意饮食习惯,平常多吃一些比较容易吸收消化的食物,并根据不同患者的情况给予钙的补充。教会患者运动疗法,进行适当的运动可以减轻骨质疏松的症状,增加骨骼的摄取。在医生指导下服用抗骨质疏松药物等方式来治疗骨质疏松。

通过开展骨质疏松防治的健康教育和健康促进,改变人们的不良习惯和行为,建立有利于骨骼健康的行为方式,达到无病防病,消除可控病因,进而降低骨质疏松的发生率、致残率和病死率。

2. **骨质疏松症患者的预防**　通过远程医疗服务体系为患者讲解有关骨质疏松的预防知识,提高患者对疾病的认知,树立健康的观念,减少疾病带来的痛苦,提高生活质量。

一级预防是无病防病,通过各种适宜的方式方法增加户外运动,合理接受阳光的照射和科学健身,进行适合不同年龄的承重运动;培养和坚持良好的生活习惯,注意合理膳食营养,多食用含钙、磷高的食品,营养均衡,控制体重,降低肥胖,戒烟限酒等。在儿童期、青春期、哺乳期还要注意储存更多的矿物质。

二级预防指有病早治,通过调查和骨密度筛查,早发现、早诊断、早治疗,加强对骨质疏松患者的监督和健康指导,通过药物和非药物的手段来缓解骨痛、延缓衰老、增进健康进而提高生活质量。

三级预防是一个综合防治,重点就是防止骨折,预防骨质疏松和治疗骨质疏松。对退行性骨质疏松症患者应积极进行抑制骨吸收,促进骨形成的药物治疗,还应加强防摔、防跌倒等措施。对中老年骨折患者应进行手术治疗骨折,早期活动,给予运动疗法、理疗、营养、补钙等综合治疗,遏制骨丢失,提高免疫功能及整体素质。

(四)骨质疏松症的远程医疗服务指导

1. **生活方式调整**　骨质疏松症是一个慢性疾病,需长期通过饮食、运动和药物综合进行治疗。

（1）科学膳食，指导患者注意营养均衡以及合理膳食，不能喝浓茶，饮食以清淡低盐为主，注意营养补给充足，多吃含钙及蛋白质丰富的食物以及一些新鲜的蔬菜水果，少吃加工的肉类食品。吸烟过多会直接或间接影响钙的吸收和代谢，造成血钙降低，酗酒对骨骼的伤害非常严重。

（2）预防跌倒，要保护骨骼健康，改变这些不良生活习惯非常重要。采取防止跌倒的各种措施，加强自身和环境的保护措施等，避免走楼梯，家庭走道保持通畅，卫生间安装夜灯，注意是否有增加跌倒的疾病和药物，加强自身和环境的保护措施（各种关节保护器）等。

（3）合理运动和充分光照，多进行户外活动和日照，例如跳舞、打太极拳、慢跑等，可根据自己的喜好进行运动锻炼，但是要注意不能过度运动，进行有助于骨健康的体育锻炼和康复治疗。

2. 药物远程指导　具备以下情况之一者，需考虑药物治疗：

（1）确诊骨质疏松者（骨密度：T ≤ −2.5），无论是否有过骨折；

（2）骨量低下患者（骨密度：−2.5<T 值 ≤ −1.0）并存在一项以上骨质疏松危险因素，无论是否有过骨折；

（3）无骨密度测定条件时，具备以下情况之一者，也需考虑药物治疗：

1）已发生过脆性骨折。

2）OSTA 筛查为高风险。

3）FRAX 工具计算出髋部骨折概率 ≥ 3%，或任何重要的骨质疏松性骨折发生概率 ≥ 20%。

告知患者所服主要药物的作用和副作用，让患者能正确服用和自我观察，如消炎镇痛药类药物，宜在饭后或进食时服用。对合并糖尿病患者应指导患者正确使用降血糖药物，只有严格控制好患者的血糖，纠正代谢紊乱，才能减轻骨质疏松，增加骨密度的强度。提高患者对服用药物的认识，使其能自觉服用，自己观察用药后反应，及时向医护人员进行反馈，有利于治疗。

现在临床上有很多可以预防骨质疏松的药物，例如维生素 D、钙剂等，可以有效预防骨质疏松的发生。注意告知患者补钙的时间，一般在睡觉前或者是饭后 1 小时为宜。睡觉前补充钙可以促进代谢；如果是补充活性钙，一般在早上空腹服用，多喝水，注意不能和钙剂一起服用。

3. 心理调整　对老年性骨质疏松症患者进行有效的心理调整，调动患者的主观能动性，对疾病的治疗有帮助。老年骨质疏松症时，椎体压缩变形，可产生剧烈疼痛。面对突然袭来的疼痛，老年患者会出现复杂的心理活动。因此要尊重并理解患者的感受，与其沟通使其了解病情、预后，消除顾虑，帮助其树立起战胜疾病的信心，激发老年人对生活的热爱，树立生活目标，保持心情舒畅和精神愉悦。生活上给予悉心照顾,普及骨质疏松症应注意的事项,进而达到预防骨质疏松症的发生与发展的目的。

4. **康复护理指导**　制订科学合理的康复计划,卧位需要硬床垫和较低的枕头,使背部肌肉保持挺直。站立时肩膀要向后伸展,挺直腰部并收腹。坐位时双足触地,挺腰收颈,椅高及膝。跌倒是患者骨折的主要因素,防跌倒是重要措施包括如下措施:家里有充足的光线,地面保持干燥、无障碍物,地毯要固定,穿防滑鞋,站立不稳的患者应配置合适的助行器。运动是防治骨质疏松症最有效和最基本的方法,运动方法包括握力锻炼或上肢外展,可以防治肱骨、桡骨的骨质疏松;下肢后伸可防治股骨近端的骨质疏松;躯干伸肌等长运动可以防治胸腰椎的骨质疏松;慢跑和步行可以防治下肢的骨质疏松。运动注意事项包括对脊柱骨质疏松症禁用屈曲和等张运动,禁用负重训练,运动强度与频率要根据个人情况而定,以患者次日不感到疼痛或疲劳为度。

（五）骨质疏松症治疗后再评估与调整

骨质疏松症的防治主要是改善骨骼生长发育,促进成年期达到理想的峰值骨量,维持骨量和骨质量,预防年龄增长性骨丢失,避免摔倒和骨折。骨质疏松再评估要注意药物依从性评估、危险因素在评分、终点事件评估、不良事件评估等。其中骨折风险评估要注意如下指标如骨密度及骨标志物(骨小梁结构、骨转换指标),骨密度的监测需要治疗前后动态观察,注意最小有意义的变化,监测频率首次治疗或改变治疗后每年一次,骨密度稳定后每1~2年一次。根据肌力和平衡能力来评估跌倒风险因素,进行防跌倒指导。药物依从性评估要注意抗骨质疏松治疗应长期干预,在骨折愈合后也要定期随访,提高药物的依从性,还要关注类固醇激素使用情况;可以适当简化治疗方案,用药后了解并处理不良反应,待骨折愈合临床症状改善后,短期可以依据骨转换指标进行评价,长期可依据测定骨密度进行评价。如果治理无效患者,可进行药物的调整,如转换为更强效的同类型抗骨吸收的药物,口服转换为注射剂药物,抗骨吸收类药物转换为促骨形成类药物。此评估与调整可采用电话、微信或移动 APP 等移动终端进行,可提高骨质疏松症患者的依从性和认知水平。

（陈　瑞　崔丽娟　朱晓丹　许姝婷）

第八节　肿瘤疾病医养结合远程协同服务

一、医养结合肿瘤营养支持治疗的远程协同服务

老年恶性肿瘤患者发生营养不良的概率非常高,老年肿瘤患者的营养支

持治疗对辅助抗肿瘤治疗、肿瘤患者的全程管理及提高患者生活质量至关重要,而肿瘤的营养支持治疗是一项在专业团队评估、提供治疗方案后适合远程协同服务的一项治疗,专业营养支持治疗团队评估、提供治疗方案可以做到"医",而远程指导、家庭营养支持或养老机构、社区辅助的营养支持可以做到老年肿瘤患者的"养",因此远程协同下的肿瘤营养支持治疗可以同时解决老年肿瘤患者的医疗和养老问题,真正贴近医养结合的新概念。

(一) 肿瘤营养支持治疗医养结合远程协同服务适合人群

1. 肿瘤营养支持治疗的必要性　我国老年人口逐渐增加,老年肿瘤人群也逐渐增加,肿瘤患者是营养不良高风险人群,因此肿瘤营养支持治疗对于改善疾病预后、提高患者生活治疗非常重要。

(1)肿瘤营养支持治疗适合人群:我国已成为老龄人口数量最多的国家,根据 2020 年第七次全国人口普查统计数据显示,我国 60 岁以上老年人口已达到 2.46 亿,占全国总人口的 18.70%,而老年人是肿瘤的高发人群,年龄越大,肿瘤发病及病死率越高,60 岁以上老年恶性肿瘤患者占全球每年恶性肿瘤新发病例的 71.30%。老年肿瘤患者与年轻肿瘤患者生理及病理特点不同:①老年肿瘤发展缓慢;②器官转移发生率略低;③隐性癌比例增加,发现时部分已是肿瘤晚期;④骨转移发生率较年轻人高;⑤老年人常伴其他器官疾病,常累及多个系统;⑥老年恶性肿瘤患者分解代谢大于合成代谢,常伴营养不良现象。因此老年肿瘤患者是营养支持治疗的适合人群。

(2)肿瘤患者营养不良原因:①肿瘤患者营养代谢与正常人不同,其能量消耗异常,常存在葡萄糖、蛋白质及脂肪的代谢异常。肿瘤患者葡萄糖代谢以无氧糖酵解为主,能量利用率低,蛋白质分解代谢大于合成代谢,导致蛋白质的不断消耗,并主要依靠脂肪代谢供能,也导致脂肪的大量消耗,最终分解代谢大于合成代谢、能量消耗异常,因此肿瘤患者容易发生营养不良;②肿瘤本身对患者造成的影响,比如头颈部肿瘤及胃肠道肿瘤患者等,因肿瘤生长部位造成患者进食受限而发生营养不良,甚至是恶病质;③抗肿瘤相关治疗导致的营养不良,比如手术相关的术前、术后进食受限,或因放化疗导致的食欲下降、进食困难等。

2. 远程协同服务在肿瘤营养支持中的作用

(1)远程协同服务团队:远程协同肿瘤营养支持治疗需要专业的团队,团队的构成需要包括临床医生、护士、营养师、药师、康复师。

(2)医养结合远程协同模式:所有肿瘤患者需要经过专业的营养支持团队评估,根据相应风险和分级给出营养支持方案后,患者可遵方案居家或在养老机构实施营养支持治疗,营养支持治疗团队可以与社区医院、医疗养老机构建立合作团队、单位,对社区医院或养老机构进行培训及指导,定期沟通,共同完成对患者及患者家属的指导和护理,同时可以定期开展针对社区、养老机构和患者及家属的讲座。

(3)网络平台及远程管理系统的应用:当前互联网技术及网络平台的快速发展可以很好地支持远程协同医疗服务,通过网络APP或智能穿戴设备监测、上传患者的一般信息、化验及检查结果,可以及时将信息从患者方传递给医护人员,反馈治疗效果,并且可以线上咨询、视频问诊及查体、远程诊疗及随诊。

(4)家庭护理指导:肿瘤营养支持适合居家远程管理,制定营养支持治疗方案后,患者及家属可居家实施,而良好的家庭护理是保障营养支持质量、提高患者生活质量的重要前提,因此医护人员可以通过视频远程定期指导患者及家属进行家庭护理,必要情况下可以线下转诊治疗,同时定期进行患者及家属的护理指导讲座,共同做好医养结合的远程协同管理。

(5)并发症的预防及管理:营养支持治疗同时需要关注相关并发症发生的风险,营养支持团队可以通过健康讲座宣传可能发生的并发症、怎样有效预防并发症,指导发生并发症后的有效处理方法或需要转诊的情况,做到预防为主,轻症社区处理,急重症快速转诊。

(二)肿瘤营养支持治疗医养结合远程协同服务的数据采集及评估

1. 营养状态筛查的数据采集 初次就诊患者需要线下就诊,由专业的营养支持治疗团队共同完成对患者营养状态的筛查、评估及诊断,记录详细的信息、数据后建立完整的健康电子档案,作为该患者的全程管理档案。

(1)营养筛查的内容:老年肿瘤患者发生营养不良的风险远远高于年轻患者,因此所有老年肿瘤患者都应进行营养筛查,及时发现营养不良高风险的患者。营养筛查包括营养风险筛查、营养不良风险筛查和营养不良筛查三个方面。

(2)营养筛查数据的采集方法:营养筛查具体包括营养风险筛查、营养不良风险筛查及营养不良筛查。不同筛查阶段使用不同筛查工具和方法,常用工具及数据采集方法如下:

1)营养风险筛查:营养风险筛查的目的是筛查现存的或潜在的,与营养因素相关并可导致患者出现不良临床结局的风险。"营养风险筛查2002(nutritional risk screening 2002,NRS 2002)"是目前国内外营养学会推荐的筛查工具,适合全人群,年龄≥70岁加1分,NRS 2002≥3分说明存在营养风险,具体详见表4-8-1。

表 4-8-1　NRS 2002 评估表

项目	分数
1. 疾病状态	
正常营养需要量	0
需要量轻度提高：髋关节骨折、慢性疾病有急性并发症者（肝硬化、慢性阻塞性肺疾病、血液透析、糖尿病、一般肿瘤患者）	1
需要量中度增加：腹部大手术、脑卒中、重症肺炎、血液恶性肿瘤	2
需要量明显增加：颅脑损伤、骨髓移植、APACHE>10 的 ICU 患者	3
2. 营养状态	
正常营养状态	0
3 个月内体重丢失>5% 或食物摄入比正常需要量低 25%~50%	1
一般情况差或 2 个月内体重丢失>5%，或食物摄入比正常需要量低 50%~75%	2
BMI<18.5kg/m^2 且一般情况差，或 1 个月内体重丢失>5%（或 3 个月体重下降 15%），或者前 1 周食物摄入比正常需要量低 75%~100%	3
3. 年龄	
年龄≥70 岁	1

2）营养不良风险筛查：营养不良风险筛查的国际通用工具和方法是营养不良通用筛查工具（malnutrition universal screening tool，MUST）或营养不良筛查工具（malnutrition screening tool，MST）。MUST 需要根据患者 BMI、体重丢失评分、急性营养评分三项得到评分总和，0 分为低营养风险，≥2 分为高营养风险，总分为 6 分（表 4-8-2）。MST 主要根据体重下降及程度和食欲下降两个方面，将患者分为有风险和无风险（表 4-8-3）。

表 4-8-2　MUST

项目	分数
1. BMI/(kg·m^{-2})	
>20（>30 肥胖者）	0
18.5~20	1
<18.5	2
2. 过去 3~6 个月非计划性体重丢失 /%	
<5	0
5~10	1
>10	2
3. 急性疾病影响	
患者正处于急性疾病状态和 / 或已经>5 天不会有营养摄入	2

表4-8-3　MST

问题	分数
1. 近期有无非自主的体重丢失	
无	0
有	2
2. 如果有,丢失了多少体重 /kg	
1~5	1
6~10	2
11~15	3
>15	4
不确定	2
3. 是否因为食欲降低而饮食减少	
否	0
是	1

3)营养不良筛查:营养不良筛查常用的两个方法为理想体重法和 BMI 法。理想体重法是根据实际体重与理想体重来计算,低于理想体重的 90% 为营养不良。BMI 法是根据 BMI 值来判断,$BMI < 18.5kg/m^2$ 为营养不良。

对营养筛查结果为阳性的患者应进一步进行营养评估,制定营养支持治疗计划。

2. **营养状态的数据评估**　营养评估是为营养筛查阳性的患者制定个体化的营养支持治疗方案,需由营养专家完成。目前国际通用的方法为主观整体评估(subjective global assessment,SGA)、患者主观整体评估(patient generated subjective global assessment,PG-SGA)及微型营养评估(mini nutritional assessment,MNA)等方法。

(1)SGA 数据评估:SGA 是美国肠外与肠内营养学会(American Society for Parenteral and Enteral Nutrition,ASPEN)和中华医学会肠外肠内营养学分会(Chinese Society for Parenteral and Enteral Nutrition,CSPEN)都推荐的临床营养评估工具,需要采集患者详细的病史和身体各项参数,由医生完成 5 项营养筛查相关提问和 3 项查体内容后完成评估,其中包括体重改变、进食改变、现存消化道症状、活动能力改变、疾病状态下代谢需求、皮下脂肪减少情况、肌肉较少情况、水肿情况。

(2)PG-SGA 数据评估:PG-SGA 是专门为肿瘤患者设计的营养评估工具,是肿瘤患者营养评估的首选方法,该评估方法可由患者和医生共同评估完成,评估结果较 SGA 更客观。

　　PG-SGA 具体内容包括体重、摄食情况、症状、活动和身体功能、疾病与营养需求的关系、代谢方面需要、体格检查等 7 个方面，前 4 个方面由患者自行评估，后 3 个方面由医务人员评估，总的评分由 A、B、C、D 评分相加所得，总体评估包括定性评估及定量评估两种。具体评估包括多个评分表（表 4-8-4~表 4-8-14），PG-SGA 评估表中的 Box1~4 由患者来完成，其中 Box1 和 3 的积分为每项得分的累加，Box2 和 4 的积分基于患者核查所得的最高分，Box1~4 评分总和为 A 评分。其中工作表 1 体重评分使用 1 月体重数据，若无则使用 6 月体重数据，若过去 2 周内体重丢失则额外增加 1 分。D 评分按多数部位情况确定患者脂肪、肌肉及液体项目得分，如多数部位脂肪为轻度减少，则脂肪丢失的最终得分即为轻度，记 1 分；如多数肌肉部位为中度消耗，则肌肉消耗的最终得分为 2 分。在体格检查的肌肉、脂肪及液体三方面，肌肉权重最大，所以体格检查项目评分，以肌肉丢失得分为体格检查项目的最终得分。

表 4-8-4　PG-SGA 评估表（Box1 评分表）

问题
1. 我现在的体重是（　）kg
2. 我的身高是（　）m
3. 1 个月前我的体重是（　）kg
4. 6 个月前我的体重是（　）kg
5. 最近 2 周内我的体重（见工作表 1）： 下降（1）　无改变（0）　增加（0）
Box1 评分：

表 4-8-5　PG-SGA 评估表（工作表 1）

1 个月内体重丢失	分数	6 个月内体重丢失
10% 或更大	4	20% 或更大
5%~9.9%	3	10%~19.9%
3%~4.9%	2	6%~9.9%
2%~2.9%	1	2%~5.9%
0%~1.9%	0	0%~1.9%

表 4-8-6　PG-SGA 评估表（Box2 评分表）

膳食摄入（饭量）	分数
1. 与我的正常饮食相比，上个月的饭量：	
无改变	0
大于平常	0
小于平常	1
2. 我现在进食：	
普食但少于正常饭量	1
固体食物很少	2
流食	3
仅为营养添加剂	4
各种食物都很少	5
仅依赖管饲或静脉营养	0
	Box2 评分：

表 4-8-7　PG-SGA 评估表（Box3 评分表）

症状	分数
最近 2 周我存在以下问题影响我的饭量：	
没有饮食问题	0
无食欲，不想吃饭	3
恶心	1
呕吐	3
便秘	1
腹泻	3
口腔疼痛	2
口腔干燥	1
味觉异常或无	1
食物气味干扰	1
吞咽障碍	2
早饱	1
疼痛；部位？	3
其他（如情绪低落、金钱或牙齿问题）	1
	Box3 评分：

表 4-8-8 PG-SGA 评估表（Box4 评分表）

活动和功能	分数
上个月我的总体活动情况是：	
正常,无限制	0
与平常相比稍差,但尚能正常活动	1
多数事情不能胜任,但卧床或坐着的时间不超过 12 小时	2
活动很少,一天多数时间卧床或坐着	3
卧床不起,很少下床	3
	Box4 评分：

表 4-8-9 PG-SGA 评估表（B 评分表）

病及其与营养需求的关系
所有相关诊断
原发疾病分期：Ⅰ Ⅱ Ⅲ Ⅳ 其他（见工作表 2）
年龄

表 4-8-10 PG-SGA 评估表［工作表 2（累计积分）］

分类	分数
cancer	1
AIDS	1
肺性或心脏恶病质	1
压疮、开放性伤口或瘘	1
创伤	1
年龄 ≥65 岁	1

表 4-8-11 PG-SGA 评估表（C 评分表）

应激状态	无	轻度(1)	中度(2)	高度(3)
发热	无	37.2~38.3℃	38.3~38.8℃	≥38.8℃
发热持续时间	无	<72h	72h	>72h
糖皮质激素用量（泼尼松 /d）	无	<10mg	10~30mg	≥30mg
				累计 C 评分：

表 4-8-12　PG-SGA 评估表（D 评分表）

项目	正常(0分)	轻度(1分)	中度(2分)	严重(3分)
1. 脂肪储备				
眼眶脂肪垫	0	1	2	3
三头肌皮褶厚度	0	1	2	3
下肋脂肪厚度	0	1	2	3
2. 肌肉状况				
颞部(颞肌)	0	1	2	3
锁骨部位(胸部三角肌)	0	1	2	3
肩部(三角肌)	0	1	2	3
手背骨间肌	0	1	2	3
肩胛骨(背阔肌、斜方肌、三角肌)	0	1	2	3
大腿(四头肌)	0	1	2	3
小腿(腓肠肌)	0	1	2	3
3. 液体状况				
踝水肿	0	1	2	3
骶部水肿	0	1	2	3
腹水	0	1	2	3
				D 评分：

表 4-8-13　PG-SGA 评估表（PG-SGA 定量评价）

A+B+C+D 总分	干预措施
0~1	不需要干预措施,治疗期间保持常规随诊及评价
2~3	由营养师、护师或医生进行患者或患者家庭教育,根据情况药物干预
4~8	需要营养干预及针对症状的治疗手段
≥9	迫切需要改善症状的治疗措施和恰当的营养支持

表4-8-14　PG-SGA 评估表（PG-SGA 整体评估分级）

	A 级 营养良好	B 级 中度或可疑营养不良	C 级 严重营养不良
体重	无丢失或近期增加	1 月内丢失 5%（或 6 月 10%）或不稳定或不增加	1 月内>5%（或 6 月>10%）或不稳定或不增加
营养摄入	无不足或近期明显改善	确切的摄入减少	严重摄入不足
营养相关的症状	无或近期明显改善	存在营养相关的症状	有明显的症状
功能	无或近期明显改善	中度功能缺陷或近期加重	重度缺陷或显著的进行性加重
体格检查	无消耗或慢性消耗但近期有临床改善	轻到中度的皮下脂肪和肌肉消耗	明显营养不良体征（皮下组织消耗、水肿等）

（3）MNA 数据评估：MNA 是专门为老年人开发的营养筛查与评估工具，共包括 18 项内容，其中涵盖身体测量、整体评定、饮食问卷和主观评定等。MNA 与 SGA 相比，更适合年龄大于 65 岁的老年人。

（三）肿瘤营养支持治疗的远程协同医疗服务

1. 营养支持治疗的目标　肿瘤患者营养不良进行营养支持治疗的基本要求是满足能量、蛋白质、液体和微量营养素的需求量。规范的营养不良支持治疗是需要按阶梯进行，分别为营养教育、口服营养补充（oral nutritional supplement，ONS）、全肠内营养（total enteral nutrition，TEN）、部分肠外营养（partial parenteral nutrition，PPN）和全肠外营养（total parenteral nutrition，TPN）。

根据患者的年龄、活动、营养不良严重程度、应激情况设定目标需要量，首选营养教育，当本阶梯治疗 3~5 天后，仍不能满足目标需要量的 60% 时，则升级为上一阶梯。按照阶梯治疗的同时也需要考虑患者的具体情况，制定个体化的营养支持方案，饮食 +ONS 是远程管理患者最多的选择。

2. 远程协同营养支持治疗　家庭营养治疗是老年肿瘤患者营养支持治疗的重要组成部分，当患者抗肿瘤治疗期间、完成抗肿瘤治疗后需要长期营养支持的患者以及晚期恶病质患者等都需要家庭营养支持治疗，因此远程协同的营养支持治疗是肿瘤患者营养支持治疗可选模式。远程协同营养支持治疗主要包括 ONS、EN 和 PN。经口进食补充营养补充剂、增加能量及营养要素摄入是首选选择，但当患者存在吞咽困难或口咽部肿瘤无法进食等情况时，早期给予 EN 是非常必要的，当单纯的 EN 不能达到目标需要量时，可选择 EN+PN，当 EN 耐受性增加后，逐渐减少 PN 量，当 EN 提供的蛋白质和能量超过目标需要量的 60% 时可以停止 PN。

（1）口服营养补充（oral nutritional supplement，ONS）：老年肿瘤患者多数存在营养风险或营养不良风险，增加口服营养摄入可以有效降低营养不良风险，同时对于已存在营养不良或营养风险患者，在日常饮食和营养宣教的基础上补充 ONS 可有效改善老年人的营养状况和临床结局，ONS 推荐每日 400~600kcal 和 / 或 30g 蛋白质。

ONS 可以包括多种食物成分和形态，食物选择上可以包括牛奶、果汁、蔬菜等，形态上可以为液体、粉末，也可以为浓缩等形式，从营养成分含量上可以分为高蛋白型、高能量型、高纤维型等。ONS 可以作为代餐，也可以作为加餐来摄入，分次口服补充营养摄入。ONS 操作简单，价格低廉，是需要营养支持治疗的老年患者的首选营养干预方式。

（2）家庭肠内营养（home enteral nutrition，HEN）：家庭肠内营养就是居家实施的肠内营养，通常是将液体配方食物或者混合食物经胃肠道供给患者，以此补充患者能量需求，适合存在较高营养风险、营养不良以及不能经口进食满足营养需求但胃肠功能正常的患者。ESPEN 指南推荐如患者不能进食将超过一周或者能量摄入小于需求量 60% 并将持续 1~2 周时应考虑 HEN。对于正常饮食摄入不能满足身体需求、胃肠功能正常并同意接受 HEN、无 HEN 禁忌证时进行 HEN，而终末期患者，存在禁忌证或患者及家属不同意 HEN、不能遵从营养支持策略者，则不推荐实施 HEN。

HEN 常用途径包括鼻胃管、幽门后置管、经皮胃造口及空肠造口喂养。鼻胃管是最常用的 HEN 途径，适合短期营养支持需求且胃肠道无梗阻患者，推荐短期（2~3 周）营养支持患者使用；幽门后置管喂养可解决患者吞咽困难及误吸等风险，因此存在吞咽困难或误吸风险患者可选择幽门后置管喂养；长期（>4 周）需要 EN 患者则推荐经皮胃造口或空肠造口喂养，更有利于患者长期营养支持需求，同时可提高患者生活质量及舒适度。

HEN 的配方可根据患者的具体需求及个体差异设计，整蛋白型 EN 配方适合大多数老年患者的营养支持需求，存在胃肠功能不全的患者可选择氨基酸和短肽型，处于胃肠功能恢复期患者可选择富含纤维素配方，存在脂代谢异常及心血管事件风险患者可选择优化脂蛋白配方。可选择稳定、安全、微生物污染风险低的标准商业化 EN 配方产品，更方便 HEN 的进行。国内指南通常推荐 20~30kcal/（kg·d）作为能量供给目标，推荐每日摄入蛋白质的量为 1.0~1.5g/kg，蛋白质中乳清蛋白更容易消化。

（3）家庭肠外营养（home parenteral nutrition，HPN）：家庭肠外营养较肠内营养操作难，需要医护人员或具有护理知识照护人员协助，通常可采用经外周静脉、经外周静脉穿刺的中心静脉导管（peripherally inserted central venous catheter,PICC)以及中心静脉导管(central venous catheter,CVC)等置入方式。外周静脉营养操作简单,但需重复性操作,且长期使用容易造成外周静脉炎,因此适合短期(<1 周)肠外营养需求患者使用;经 PICC 及 CVC 输入肠外营养患者可有效避免静脉炎的发生,适合长期肠外营养需求患者。肠外营养的配方推荐葡萄糖作为主要碳水化合物来源,占非蛋白质热量的 50%~60%,可适当增加脂肪供能,推荐脂肪占非蛋白质热量的 40%~50%,每日摄入 1.0~1.5g/kg。

3. 营养支持治疗远程护理指导

(1)护理团队及质量:良好的远程协同营养支持治疗离不开高质量的护理,专业营养支持团队中专业护理人员可以远程对患者及家属、社区护理人员进行护理指导、护理宣教。经鼻胃管营养支持患者需注意鼻咽部黏膜及胃肠道黏膜是否发生损伤。患者及家属可以通过微信、APP、网络平台等与护理人员联系,进行线上咨询及简单操作的指导。良好的家庭照顾可以提高营养支持质量及患者生活质量,降低再次入院的概率,做到远程协同营养支持、提高患者生活质量。

(2)管道维护:不同途径喂养需选择合适的管道,鼻胃管喂养可以选择硅胶、聚乙烯等材质,减轻对鼻咽、胃肠黏膜的损伤,透明管道有利于及时发现胃管内异常情况,如堵塞、反流液颜色异常等,经常冲洗管道可减少食物、药物对管道的腐蚀。胃造瘘术需加强对造瘘口的护理,避免感染。无论哪种管道都需要定期更换,选择合适材质的管路、良好的管路维护可以延长管路使用时间,减少相关并发症发生概率。

(3)远程营养支持治疗注意事项:远程营养支持需要注意营养配置的黏度、颗粒大小,注入食物前需要先回吸,确保管路通畅后再注入,注入的食物需要分次、定时、定量、温度适宜,一般每次 200~400ml 为宜,温度接近体温为宜,也可以根据情况持续滴注,每次注入后应用清水冲管,避免管路堵塞。

(4)营养支持治疗并发症的防治:营养支持中 ONS 最为简单、安全,而家庭肠内营养需要注意预防吸入性肺炎的发生,吸入性肺炎是肠内营养可能导致的最严重并发症。吞咽功能丧失、意识障碍或气管切开的患者更容易发生吸入性肺炎。严重的吸入性肺炎可导致急性呼吸窘迫综合征,危及生命。因此,在肠内营养过程中需注意在注食前应确认是否有胃潴留,有无腹胀、胃肠梗阻等症状。应在营养支持治疗前先评估是否存在吞咽功能下降,如有吞咽功能下降则需加强护理,同时可以进行吞咽功能训练,有效减少吸入性肺炎的发生。

(四)远程协同营养支持治疗的再评估及调整

营养支持治疗后应进行再次评估,身体状态是最简单和直观的指标,同时还需要采集其他基本数据、实验室指标及影像学数据。首次营养治疗后建议 1~2 周评估一次，患者可通过家属协助进行简单的数据测量，比如身高、体重、腰围、血压等，然后通过互联网平台、APP 等远程上传数据，进行简单的评估，如状态稳定后建议 4~12 周进行一次评估。完整、详细的实验室指标及影像学数据的获得，患者可通过线上预约，定期线下复诊，完整评估，稳定后可线上随访并根据情况延长随访周期。

远程营养支持治疗患者需要定期采集的数据包括患者体重、BMI、腰围、三头肌皮褶厚度、上臂围（非利手）等基本身体指标，还需要定期监测血常规、血糖、糖化血红蛋白、电解质、血脂、蛋白、肝肾功能、维生素等实验室指标，必要时根据疾病情况进行相关影像学检查。

患者及家属可以通关穿戴设备、互联网平台、APP 等上传基本监测指标，线下复诊评估是由医生、护士完善完整的健康随访档案，如营养状态稳定，继续目前治疗，做好远程随访及指导，如需调整，线下就诊指导调整后再次评估。可为每位患者固定特定随访人员，针对患者营养状态及治疗后状态制定随访周期，如出现并发症或患者不能自行解决的问题，可以及时联系随访人员及营养支持团队，快速线下就诊。

互联网技术的快速发展，为患者的远程协同医疗服务提供了便利和保障，但老年患者仍在必要时需要相关人员的协助，因此建立医养结合的远程系统医疗服务可以极大方便老年患者，提供医疗保障的同时又可以改善患者生活质量。

二、医养结合的肿瘤静脉血栓栓塞症远程协同防治

（一）肿瘤静脉血栓栓塞症医养结合远程协同服务适合人群

1. **静脉血栓栓塞症**（venous thromboembolism，VTE）　静脉血栓栓塞症是指血液在静脉系统内异常凝集、阻塞血管而引起的一系列病症的总称。主要包括深静脉血栓形成（deep venous thrombosis，DVT）和肺血栓栓塞症（pulmonary thromboembolism，PE）。

2. **肿瘤患者 VTE 危险因素**

（1）肿瘤细胞及产物与宿主相互作用致机体处于高凝状态；

（2）抗肿瘤治疗（手术、化疗、抗血管生成治疗、EGFR-TKIs 治疗、激素治疗）可增加 VTE 风险；

（3）肿瘤导致的压迫效应，导致血管受压；

（4）外周静脉置管；

（5）长期卧床。

老年及肿瘤患者均是 VTE 高发人群，因此老年肿瘤患者更是 VTE 的高

危人群,肿瘤患者并发 VTE 后病死率和患其他并发症的风险显著升高,直接影响患者的生活质量和远期预后。因此老年肿瘤患者 VTE 的防治对于改善患者预后、提高患者生活治疗至关重要,同时 VTE 的防治需要全程、长期管理,适合远程协同管理,方便患者,便于随访及足疗程治疗。

(二)肿瘤 VTE 远程协同服务的数据采集及评估

1. **数据采集**　首次就诊的患者适合线下就诊,完成完整的数据采集,建立完整的电子病历和档案,首次就诊后患者可利用互联网平台、APP 等进行线上问诊,医生可通过视频简单进行查体,比如是否存在下肢的异常水肿、外周静脉置管的肢体的肿胀,患者可就近在合作的社区医院完成定期化验及检查,通过网络平台或 APP 上传结果,医生通过线上完成随访和监测,远程指导。

数据采集包括病史、查体及辅助检查结果。通常需要采集的病史数据包括患者的原发肿瘤类型、是否接受促红细胞生长因子治疗以及风险评估量表中各项信息,后面详细介绍。查体包括患者的身高,体重,下肢是否存在不对称肿胀、疼痛,是否存在锁骨上区水肿,是否存在不明原因呼吸急促、胸痛、心动过速、烦躁、晕厥等,是否存在外周静脉置管等。辅助检查包括血常规、凝血项、血白蛋白、果糖二磷酸钠、肝肾功能、抗心磷脂抗体、血清同型半胱氨酸、狼疮抗凝物等实验室检查,还包括影像学检查,如下肢静脉超声、肺动脉造影(怀疑肺栓塞患者)等。

2. **VTE 风险评估**　VTE 风险评估量表有多种,根据患者选择不同的量表进行评估。Caprini 量表(表 4-8-15)适用于外科手术患者,Khorana 量表(表 4-8-16、表 4-8-17)适用于内科及门诊患者,也可同时进行两种量表评分,根据危险分层指导患者后续防治措施。

表 4-8-15　Caprini 风险评估量表

1 分	2 分	3 分	5 分
年龄 41~60 岁	年龄 61~74 岁	年龄 ≥ 75 岁	脑卒中(<1 个月)
小手术	关节镜手术	VTE 史	择期关节置换术
体重指数>25kg/m²	大型开放手术	VTE 家族史	髋、骨盆或下肢骨折
下肢肿胀	腹腔镜手术	凝血因子 Vleiden 突变	急性脊髓损伤(<1 个月)
静脉曲张	恶性肿瘤	凝血酶原 G20210A 突变	
妊娠或产后	卧床>72 小时	狼疮抗凝物阳性	

1分	2分	3分	5分
有不明原因的或习惯性流产史	石膏固定	抗心磷脂抗体阳性	
口服避孕药物或激素替代疗法	中央静脉通路	血清同型半胱氨酸升高	
感染中毒(<1个月)		肝素诱导的血小板减少症	
严重肺病,包括肺炎(<1个月)		其他先天性或获得性血栓形成倾向	
肺功能异常			
急性心肌梗死			
充血性心力衰竭(<1个月)			
炎性肠病史			
卧床患者			

表 4-8-16　Khorana 风险评估量表 1

危险因素	评分
极高危的原发癌症类型:胃癌、胰腺癌、脑癌	2
高危的原发癌症类型:肺癌、淋巴瘤、妇科肿瘤、膀胱癌、睾丸癌、肾癌	1
治疗前血小板计数 $\geqslant 350 \times 10^9/L$	1
血红蛋白水平<100g/L 或者正在采用一种红细胞生长因子治疗	1
治疗前白细胞计数>$11 \times 10^9/L$	1
体重指数 $\geqslant 35kg/m^2$	1

表 4-8-17　Khorana 风险评估量表 2

Caprini 评分	Caprini 风险等级	Khorana 评分	Khorana 风险等级
0	极低危组	0	低危组
1~2	低危组	1	中危组
3~4	中危组	2	高危组
$\geqslant 5$	高危组	$\geqslant 3$	极高危组

(三) 肿瘤患者 VTE 医养结合预防

所有活动性肿瘤患者(尤其正在接受化疗患者),均应进行 VTE 风险评估,住院患者根据患者具体情况选择不同量表进行评估,同时进行出血风险评估,住院期间根据危险分层进行相应防治或治疗。远程协同管理患者应根据 Khorana 评分及危险分组,所有患者均应接受基础预防策略及必要的抗凝治疗。

1. 基础预防策略　加强线上远程健康教育,线上视频指导患者进行足踝主/被动运动,被动挤压小腿肌群,指导患者尽早下床活动,避免脱水。

2. 机械预防　指导患者通过机械的方法增加静脉血流、减少下肢静脉瘀血,常用方法包括间歇空气加压泵、分级挤压弹力袜、足底静脉泵等。

3. 抗凝治疗　Khorana 评估为中、高风险肿瘤患者,指导患者药物抗凝治疗。常用抗凝药物包括多种,但远程协同管理患者需考虑患者的方便性及安全性,建议选择利伐沙班或低分子量肝素预防血栓,常用抗凝药物及用法见表 4-8-18。

表 4-8-18　VTE 预防性抗凝药物选择

药物名称	用法用量
普通肝素	5 000kU 皮下注射,每 8 小时 1 次
低分子量肝素	2 000~5 000U,皮下注射,每日 1 次,或 2 000~2 500U,每日 2 次
磺达肝癸钠	2.5mg,皮下注射,每日 1 次
华法林	维持 INR 在 2~3
利伐沙班	10mg,每日 1 次

(四) 肿瘤 VTE 的远程协同医疗服务

1. VTE 的诊断　VTE 的诊断包括常见病症的诊断,比如 DVT、PE、导管相关静脉血栓以及浅表血栓性静脉炎等的诊断。远程协同管理患者重在协助患者及早发现相关症状、体征,对于可疑 VTE 患者快速指导患者线下就诊、治疗,经线下评估、完整查体及辅助检查明确诊断、制定治疗方案,疾病稳定或评估为适合居家治疗患者可后续通过远程协同服务指导治疗、监测及随访。

(1)DVT 常见临床表现:当患者出现以下临床表现时为可疑 DVT 患者:单侧肢体肿胀,单侧肢体疼痛、沉重感,原因不明的持续小腿抽筋,面部、颈部、锁骨上区肿胀,导管功能障碍,胸部 X 线片发现无症状者。

(2)PE 常见临床表现:当患者出现以下临床表现时为可疑 PE 患者:不明原因呼吸急促、血氧饱和度下降、胸痛、心动过速、情绪不安、晕厥。

(3)导管相关静脉血栓常见临床表现:导管相关静脉血栓主要表现为携带

外周静脉置管的部位或同侧肢体肿胀、肤色改变、锁骨上间隙或颈部疼痛、局部可见静脉网、导管功能障碍、导管相关感染等。

(4)浅表血栓性静脉炎常见临床表现：浅表血栓性静脉炎主要表现为皮肤或肢体触痛、红斑、浅表静脉坚硬条索等。

2. VTE 远程药物指导　VTE 患者治疗抗凝药物(表 4-8-19)主要包括非口服拮抗剂(UFH、LMWH 或磺达肝素)、口服 Xa 因子抑制剂(如利伐沙班)、维生素 K 拮抗剂(华法林)。肿瘤 DVT 患者治疗的周期为 3~6 个月，或根据病情接受 6 个月以上的抗凝治疗，如合并 PE，则治疗周期为 6~12 个月或大于 12 个月。对于持续存在危险因素及活动性肿瘤患者，推荐无限期抗凝治疗。

(1)非口服抗凝剂(UFH,LMWH 或磺达肝素)：非口服抗凝剂可用于急性期抗凝治疗，治疗时间不小于 5 天，长期用药时根据患者个体情况选择。对于出血风险高的患者推荐使用低分子量肝素(LMWH)，口服 Xa 因子抑制剂(如利伐沙班)是可替换方案。

(2)口服 Xa 因子抑制剂(如利伐沙班)：口服 Xa 因子抑制剂(如利伐沙班)治疗期间无须监测凝血功能，治疗窗宽，是远程协同治疗患者的首选方案之一。

(3)维生素 K 拮抗剂(华法林)：华法林也可用于肿瘤 VTE 患者的长期抗凝治疗，但需注意使用时应该有至少 5 天的非口服抗凝剂过渡期，过渡期需要与非口服抗凝剂重叠使用，治疗期间需监测国际标准比值(INR)，INR 达到 2~3 为合格。

表 4-8-19　常用 VTE 治疗药物用量及用法

药物	VTE 治疗用量
普通肝素	静脉给药，负荷剂量 80 000U/kg，继以每小时 18 000U/kg 输注。治疗目标为 APTT 达到 2.0~2.5 倍正常值
低分子量肝素	80 000~100 000U/kg，皮下注射，每 12 小时 1 次
磺达肝癸钠	50~70kg 7.5mg，每日 1 次；<50kg 5mg，每日 1 次；>100kg，10mg，每日 1 次
华法林	2.5~5mg，口服，每日 1 次；调整剂量使 INR 在 2~3，用于长期治疗预防复发
利伐沙班	口服，急性期初始治疗推荐剂量为前三周 15mg，每日 2 次；初始治疗期后，后续推荐剂量为 20mg，每日 1 次
艾多沙班	必须先使用 5~10 天非口服抗凝剂，后换用艾多沙班 正常剂量为 60mg，每日 1 次(肌酐清除率 30~50ml/min 或体重<60kg 或使用 P 蛋白抑制剂患者需减量到 30mg，每日一次

3. **急诊、急救转诊**　PE 是 VTE 中最为凶险疾病,当患者可疑发生 PE 时,应立即线下急诊就诊,经线下医生完整查体、辅助检查后评估患者危险分层、选择合适治疗方案,所有确诊患者均需立即抗凝治疗,伴有血流动力学障碍患者应考虑溶栓治疗或导管、手术取栓术,特殊情况下可考虑使用可回收或临时 IVC 滤器。待疾病稳定后指导后续长期抗凝治疗,做好线上随访及监测。

4. **并发症防治的远程指导**　VTE 治疗常见并发症为抗凝治疗所致出血及肝素诱导的血小板减少症。

(1)抗凝治疗相关出血:定期线上随访患者是否出现抗凝治疗后出血情况,如出现出血,根据患者出血情况指导患者采取相应措施。轻度出血时指导患者延迟或暂停用药,对症治疗后调整药物种类或剂量;大出血但不致命时,指导患者线下就诊,停用抗凝药物,采取止血等对症治疗,必要时补液、输血、使用拮抗剂等;当出现致命性出血时,应指导患者立即急诊就诊,入院使用拮抗剂治疗。

(2)肝素诱导的血小板减少症:肝素诱导的血小板减少症是一种药物不良反应,可导致其他的严重血栓栓塞并发症,不易诊断,对于远程协同治疗患者重在预防和监测。建议患者抗凝治疗前检测基线血小板数值,普通肝素或 LMWH 治疗后 14 天内每 2~3 天检测一次血小板,之后每 2 周检测一次血小板,或根据具体情况增加检测频率。

(五)肿瘤 VTE 治疗后的再评估与调整

肿瘤 DVT 患者治疗的周期为 3~6 个月,或根据病情接受 6 个月以上的抗凝治疗,如合并 PE,则治疗周期为 6~12 个月或大于 12 个月。对于持续存在危险因素及活动性肿瘤患者,推荐无限期抗凝治疗。肿瘤 VTE 患者在接受抗凝治疗后,需定期线下复诊,再次评估,完善相关检查及化验,根据再次评估情况进行危险分层,由医生判断抗凝治疗效果及是否持续存在风险,根据个体情况调整用药、指导用药时间,预约再次复诊时间,期间可通过互联网平台或 APP 等线上随访及监测。

(马瑞金　韩礼欧　芦　曦　王　鹏)

第九节　中医在老年病医养结合远程协同服务的作用

一、中医对老年病康复的远程培训与指导

中医学自来就提倡养生和疾病预防,以“治未病”理论为代表。人的老年阶段身体发生一系列变化表现出衰败现象,尤其明显的是肾气的虚衰。老年

人对自然界适应能力减弱易感外界六淫之邪,内在脏腑经络平衡调节能力下降内伤七情之气,导致各类疾病,而疾病的发生又加速机体的衰退。中医疗法尤其是针灸治疗主要依赖人体自身抗病能力的提高,鼓舞正气以祛除邪气,从而实现疏通经络、调养脏腑、补益气血、纠正失衡、防老抗衰、益寿延年的作用,是促进多种老年病康复的重要手段。中医在老年病康复的远程协同服务可以在以下三个层面——"未病先防、既病防变、瘥后防复"中发挥作用,从而更好地提升医养结合机构医护人员老年病中医康复工作的能力。

(一) 中医对老年病康复远程协同服务的适合人群

中医对老年病康复远程协同服务,首先适用于一般的老年人群,该群体普遍存在适应力减退、抵抗力下降,大多数人处于未病与健康状态之间或病而未发时,此时可以适时运用中医经络理论养生防病,通过特定腧穴以增强体质提升脾胃运化功能、补益机体正气,通过不同经络以激发内在阴阳平衡潜能、增强抵抗能力,预防疾病的发生。

其次,适用于已经患病尚在进展或多病相兼的老年人群,该群体处于患病而未出现各种变证和危重阶段或长期服用不同种类药物导致脏腑失调、经络失衡、气血失和,此时可以充分发挥针灸疗法整体调节及绿色安全的优势,调和脏腑、平衡阴阳、补益气血,延缓和阻止病势的发展,防其传变。

最后,适用于疾病初愈的老年人群,该群体机体功能尚未完全恢复,正气虚弱,应通过食疗、针灸等治疗方法扶助正气、巩固疗效,防止病症复发。

(二) 中医对老年病康复远程协同服务的数据采集及评估

中医治病强调整体观念、辨证论治,强调先天禀赋与后天调摄,在对老年病康复的远程协同服务中,专家需要通过中医现代化四诊信息采集方法获得不同的数据远程掌握"望、闻、问、切"的信息,通过四诊合参评估患者病情,辨证施治提出指导方案。

随着计算机技术、移动通信网络和互联网技术的发展,越来越多的设备仪器被研发出来,目前通过国家药品监督管理局审批注册的成熟中医诊断产品包括北京中医药大学团队研发的 BD-SZ 便携式四诊合参辅助诊疗仪和上海中医药大学团队研发的 DS01-A 舌面脉信息采集体质辨识系统等,通过将四诊信息转化为图像、声音、电、光、压力等信号实现四诊信息的量化和数字化。通过将面诊、舌诊、脉诊以及经络状态的资料进行标准化采集,通过微信、手机APP 等设置发送问卷,获得问诊所需信息,据此通过对外部联系的观察以推断人体内部的变化,评估病情。常见的信息采集仪器主要包括以下几类:

1. 舌诊仪 该仪器可以采集标准较为统一的高质量舌体、舌苔图像,描记舌体、舌色、苔色、齿痕、瘀斑等复杂的舌象平面信息,舌苔厚薄、裂纹、齿痕、点刺的高度等立体信息,再进行舌象归类及定性、定量分析。

2. **脉诊仪**　该仪器可以采用机械、电压、光电传感器甚至超声多普勒描记桡动脉管腔容积、血流速度、脉管三维运动等多种信息,从节律、力度、频率等维度对脉象进行分类,确立针对不同人群特殊脉象的对应关系。

3. **闻诊仪**　该仪器可以记录语声、呼吸、咳嗽、呕吐、呃逆、嗳气、太息、喷嚏、呵欠等声音。

4. **中医经络状态系统测量仪**　该仪器可借助于电测量技术,探测体表电阻的差异从而确定经穴位置,识别人体前后、左右经络失衡。

(三) 中医对老年病康复医养结合的远程健康教育

首先,需要让老年人了解老年阶段的生理变化,客观理性的对待老年阶段的身体状态,普及老年病知晓率。传统的中医理论认为,人类生命的规律就是"生、长、壮、老、已"。《黄帝内经》中提及"女子……七七任脉虚,太冲脉衰少,天癸竭,地道不通,故形坏而无子也。""丈夫……八八齿发去。肾者主水,受五脏六腑之精而藏之,故五脏盛乃能泻。"衰老在身体上的表现就是脏腑虚衰,最常见的就是肾气亏虚。老年人肾气早衰主要表现为阳事不举、月经早停、腰痛、耳聋耳鸣、发鬓斑白、夜尿频多等。

其次,需要让老年人了解中医体质辨识,调摄日常生活起居及情志变化,增加养生针对性。中医体质学将中国人的体质分为平和质、气虚质、阳虚质、阴虚质、痰湿质、湿热质、血瘀质、气郁质和特禀质9种基本体质类型,除平和体质外其余8种偏颇体质均需调摄,如气虚质要益气健脾,应多食用糯米、豇豆、山药、南瓜、木耳等;阴虚体质的人只适合做中小强度、间断性的身体练习,可习练"六字诀"中的"嘘"字功,以涵养肝气,锻炼时要控制出汗量,及时补充水分,忌夏练三伏和桑拿;气郁体质的人应排除焦虑、紧张、忧郁等不良情绪的影响,增强心理情志对外界刺激的调节和承受能力等。

最后,需要让老年人了解经络激发人体自身调节的作用方式,配合医护人员制定的辨证施治的治疗方案,提高康复依从性。应用中医经络穴位养生可提高疾病治疗效果,加快患者恢复速度,对提高抗病能力、恢复机体功能和镇静镇痛等具有良好作用。治疗方案既要基于老年人发病的特点,又要结合疾病证型特点。如对膝关节炎、骨关节炎导致疼痛不止,要先判断是风寒湿痹或热痹,同时,需顾及膝关节的退行性变,要注意是否由于患者超重而使膝关节负重所致,做到辨证施治。

(四) 中医对老年病康复的远程医疗服务

1. **生活方式调整**　首先,饮食合理,使脾胃既能行使受纳腐熟、化生水谷精微等正常功能,又能保证人体营养充足与均衡,从而发挥食物养生防病的作用。合理的饮食具有营养身体、资生精气、防治疾病等作用。所谓合理,是指按照生理需要来摄取人体所需的营养物质,要求在食物调配上,要做到五类齐、五味和,即蔬菜类、水果类、肉类、谷物类、蛋白类等均衡搭配;酸、苦、甘、辛、咸等这五种可归属五脏的味要调配适当;还要注意食物质量、卫生、烹调方法等,以保证供给人体所需糖类、蛋白质、脂肪、维生素、无机盐、纤维素和水等七大营养素。在进食方法上,要做到三餐定时、定量,细嚼慢咽,心情愉悦,避免过量及暴饮暴食。再者,中医理论认为"药食同源",古人的经验总结提出了"食补""药膳"的理论。比如对一些慢性病,或者病后恢复期,如能有针对性地坚持食疗,确能收到事半功倍的效果。

其次,保证睡眠。睡眠质量好则疲劳消除、精神旺盛、生理功能协调而体健少病;反之,睡眠质量差则心神不宁,精神疲惫,脏腑功能失调而百病丛生。正如《老老恒言》指出:"少寐乃老年人之大患。"所以老年人应提高睡眠质量,可以从睡眠时间、睡眠质量及规律睡眠等方面调整。如果能够达到每日 6~9 小时的适当睡眠时间,睡眠时入睡快、睡得熟的高质量,以及按时入睡起床,保证每日子午觉使得阴阳交接顺利,自然达到"阴平阳秘、精神乃至"的健康状态。反过来,从睡眠质量是否良好,也可以反映出自身的生理功能是否正常,从而为我们防治疾病提供了有益信息。

最后,适量运动。老年人最适合的运动形式是散步、慢跑,此外传统保健运动如五禽戏、八段锦、易筋经、太极拳等通过外在的身体运动来练就形养神,达到强健体魄,身心俱健的目的,也是医养结合机构开展中医康复中独具特色的项目。

2. 中医康复治疗的远程指导　中医疗法尤其是针灸治疗的适应范围广泛,从临床治疗角度看,适用于内、外、妇、儿、五官、骨伤等多科病证;从预防保健角度看,可用于"治未病"和强身健体。因此,中医对老年病康复远程协同服务适用于患有气滞血瘀、心脉不通之冠心病,半身不遂、口角歪斜之脑卒中,内分泌失调引起的更年期综合征,老年关节病,老年性白内障、耳鸣、耳聋,老年"五更泄"、小便失控,老年肺结核、慢性气管炎等老年病的老年人。

老年病主要因脏腑失调、经络失衡、气血失和而引起,临床表现也以虚证为多见,补虚同调养相结合,就成为防治老年病的一个重要原则。在心血管疾病中医康复的针灸治疗中,临床常以内关、郄门、神门、通里、太渊、膻中、心俞、厥阴俞、足三里等防治气滞血瘀、心脉不通之冠心病。以合谷、曲池、人迎、三阴交、风池、百会、大椎、绝骨、足三里、太冲透涌泉祛风降压,对原发性高血压疗效较好。

在脑血管疾病中医康复的针灸治疗中,尤其是由于脑血管破裂或动脉粥样硬化而引起的半身不遂,口角歪斜等中风 - 中经络的病症由于阳明经多气多血、主润宗筋,所以针灸临证有"治痿者独取阳明"的法则。上肢多取合谷、曲池、手三里、肩髃、外关等穴;下肢多取髀关、伏兔、足三里、丰隆、上巨虚、环跳、风市、阳陵泉、昆仑等穴；面部多取地仓、颊车、下关、承浆、牵正等穴。头穴多选用运动区、后颅凹排刺、头穴丛刺长留针等特色治疗方法。同时辅以肢体运动功能锻炼，可加速机体康复，提高患者的生活质量。此外，艾灸足三里、绝骨等穴有降低血液凝集的作用，可以对脑血管病高危的老年人群起到有效地预防作用预防。

对于内分泌失调引起的更年期综合征，应着重疏调肝、肾、任、冲四脉，多取太冲、行间、期门、太溪、涌泉、复溜、肾俞、关元、气海、中脘、三阴交、足三里、合谷、公孙等穴，多针少灸，平补平泻。

对于老年关节病，针灸治疗是疏经通络、行气活血、消肿止痛、恢复功能。例如对老年人常见的肩关节周围炎，早期以肩关节疼痛为主，治疗就应舒筋活络，以止疼痛；后期以肩关节功能障碍为主，治疗就应活血化瘀、恢复功能。

对于肝血、肾精不足所致老年性白内障、耳鸣、耳聋者，宜针灸并用，以滋养精血、聪耳明目，多用此法。肾阳不足、命门火衰所致老年"五更泄"、小便失控者，重用灸法，以补肾培元、温阳化气。

对于老年肺结核、慢性气管炎等病，应补益肺脾，宜选用太渊、中府、孔最、膻中、中脘、太白、三阴交、肺俞、足三里、大椎、风门等穴，针灸并用。调理胃肠宜选取中脘、梁门、天枢、足三里、上巨虚、下巨虚、关元、脾俞、胃俞、大肠俞、小肠俞等穴，针灸并用。

3. **心理调整**　中医认为喜、怒、忧、思、悲、恐、惊乃是人之常情，但过度则成为诱发疾病的重要原因，故要求老年人要时刻注意保持七情中和，使自己心态平衡，情绪良好，精神乐观，善于处理和回避对心神不利的刺激，使个人生活过得充实而有乐趣。董仲舒在《春秋繁露·循天之道》说："能以中和善其身者，其寿极命。"实践证明，良好的精神是健康之宝，恶劣情绪是疾病之源。所以，只有保持七情中和，才能保证心神的功能正常，使人体脏腑十二官的生理活动协调一致，从而增强人体适应环境和抵御疾病的能力。然而，人生的道路是曲折的，要做到保持七情中和也并非易事，从整个精神养生的角度来说，要做到七情中和，还必须与性格锻炼和道德修养结合起来。

4. **自我保健**　中医的经络学说将经络系统分为十二经、十五络，其功能是：联络脏腑肢体、沟通上下内外、运行气血阴阳、传递病理信息。体表受邪可由经络内传于脏腑，脏腑病变可由经络外现于体表。按此原理，只要坚持自我按摩体表的有关经穴，就能调节生理功能和增强抗病能力。如强身却病四要穴，即是：足三里、三阴交、合谷、内关。整体保健八重点，即是搓掌浴面可悦颜，熨摸双睑可明目，揉按迎香可通鼻，按闭耳孔可助聪，十指梳头可健脑，互捶肩背可驱风，拍打胸腹可气顺，按搓涌泉心肾通。

此外，针灸治疗中的灸法能在很大程度上增加血液中白细胞的吞噬能力，增强免疫功能、降血压、降血脂、消除疲劳。常用穴位有关元、气海、足三里、中脘、命门、脐中、三阴交、曲池、大椎、绝骨、风门、膏肓、背俞穴。

(五) 中医对老年病康复的再评估与调整

中医在老年病康复的再评估主要是通过四诊合参，对疾病转归及患者状态的评估，及时调整治疗方案，在生活方式、针灸治疗选穴组方、康复运动等方面有针对性地进行变化，如中风中经络的患者在康复过程中，通过不断评估患者面色、舌象、脉象，辨证取穴，针对患者运动功能障碍的恢复情况，调整导引、推拿及有针对性的自我康复练习，在康复治疗中应鼓励、支持患者，调节患者情志，增强信心和依从性。

二、中医对脑卒中远程培训与指导

(一) 中医治疗脑卒中远程协同服务适合人群

脑卒中是老年常见病，其发病率、致残率、死亡率极高，给个人、家庭和社会带来巨大的经济负担和沉重的精神压力。脑卒中的幸存者在躯体运动功能、认知功能、听力、视力，以及情感、人格方面都会出现不同程度的功能的损害，致使患者和家属的生活质量下降。随着人口老龄化成为世界范围内的普遍社会现象，人均预期寿命的延长，脑卒中的发病率及致残率也在逐年升高。除了目前对于脑卒中常规的抗动脉粥样硬化治疗，已有数千年历史的中医疗法，例如中药汤剂、针灸理疗等，在脑卒中的治疗中发挥独特的优势。尤其是中药汤剂，在防治脑血管疾病中起着举足轻重的作用。在脑卒中急性期及后遗症期，发挥中医特色优势可以改善患者预后，提高患者生活质量。

适合中医治疗的远程服务人群有以下几种标准：①处于非急性期脑梗死或脑出血，经过正规医院诊治，诊断明确的患者；②生命体征平稳，各项关于脑卒中实验室检查符合出院标准；③没有需要在医院继续治疗的并发症；④经过评估，可居家锻炼和社区锻炼康复，存在轻度的功能障碍；⑤患者不适合或不方便去医院接受康复治疗。

需要转诊的情况：①出现较为严重的肺炎或泌尿系统感染、重度压疮及败血症等；②突然出现肢体活动异常加重或突然的意识障碍，考虑二次脑梗死或脑出血；③多器官功能衰竭；④心理或精神障碍，需要转送至精神专科医院治疗者。

对于确诊脑卒中，无论急性期还是后遗症期，需进行规范化的治疗。卒中后遗留的偏瘫更应进行规范化的管理（图4-9-1）。

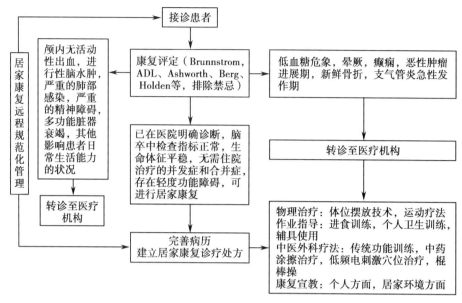

图 4-9-1　居家康复远程规范化管理

（二）中医治疗脑卒中远程协同的数据采集及评估

脑卒中后会导致各种功能障碍,例如运动功能障碍、感觉功能障碍、认知功能障碍、心理功能障碍及言语功能障碍等,且各种功能障碍多重复,这些复杂的表现与患者脑损伤的部位及脑损伤的程度相关,对于脑卒中的功能障碍须进行远程协同的数据采集及评估,评估标准见图 4-9-2。

（三）中医对脑卒中的远程医疗服务

尽管随着诊疗技术的发展和医疗保障水平的提高,该病的病死率有所下降,但高致残率仍然严重影响患者的生活质量。所有的脑卒中患者,在经过急性期的治疗后或多或少会遗留一些功能残疾,即脑卒中后遗症。在目前医疗技术尚不能有效治愈的情况下,康复治疗尤为重要。居家康复是脑卒中患者康复的重要举措,尤其对偏瘫等较为严重的后遗症,通过坚持不懈、科学合理地训练,有望加速恢复进程。针对脑卒中的发病特征,患者回家后需要继续接受医生的远程康复指导,尤其是偏瘫肢体康复的远程指导尤为重要。对卒中后的患者制定个性化的远程康复方案,使患者恢复神经功能活动及肢体正常功能。关于中医在脑卒中的远程医疗服务,可通过以下几方面进行远程指导:

1. 居家康复患者口服中药的远程医疗服务　脑卒中的中医病因大致分为肾虚血瘀型、痰蒙神窍型、气虚血瘀型、痰瘀互阻型及痰热内扰型。针对肾虚血瘀证,表现为腰膝酸软、偏身阵发性麻木或瘫软、头晕耳鸣、言语不清、舌质暗红、少苔或剥脱苔。治疗宜具有活血化瘀、滋补肾阴,代表方药为六味地

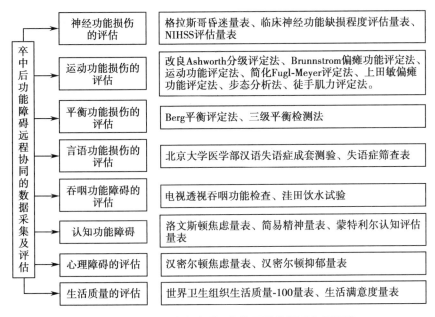

图 4-9-2 卒中后功能障碍远程协同的数据采集及评估

黄丸和血府逐瘀汤。痰蒙神窍证,表现为手足不温、肢体无力,面色苍白,舌质暗紫,苔白腻,治疗宜涤痰开窍,温阳醒神,代表方剂为涤痰汤和苏合香丸。针对气虚血瘀证,临床表现为手足肿胀、气短乏力、面色晦暗、心悸汗出、大便溏泄、舌质紫暗、边有齿痕,有瘀点或瘀斑,治疗宜活血益气,代表方为补阳还五汤。痰瘀阻络证,表现为痰多而黏、头晕头重、舌质暗、苔白腻,治疗宜活血化瘀、化痰通络,代表方剂为化痰通络汤。针对痰热内闭证,表现为身热面红、鼻鼾痰鸣、烦躁不安、口臭、舌红、苔黄腻,治疗宜化痰开窍、清热醒神,代表方剂为羚羊角汤和安宫牛黄丸。

2. **穴位按摩及艾灸理疗的远程医疗服务** 穴位按摩是治疗卒中后偏瘫的确切有效、简单、绿色的疗法。穴位按摩治疗能有效地促进患者肢体功能的康复,且穴位按摩有操作简单、成本低、安全、不良反应少、疗效显著等特点。通过穴位按摩,会对组织产生长久刺激,从而起到平衡阴阳、协调脏腑、疏通经络、补虚泻实、调和气血的治疗作用。

3. **艾灸治疗** 也称灸疗或灸法,是用艾叶制成的艾条、艾炷点燃后所产生的艾热刺激人体穴位或特定部位,通过激发经气的活动来调整人体紊乱的生理生化功能,从而达到防病治病目的的一种治疗方法。艾灸操作简单、成本低廉,效果显著,艾灸的作用有温经散寒,促进人体气血的运行,行气通络,增强人体的抗病能力,升阳举陷,恢复机体的正常功能,拔毒泄热,调节机体功能,防病保健。通过火力和药味的渗透,经穴位循着经络直达病所,从而调整气血,使气血归于正常。

4．脑卒中患者肢体康复的远程指导

(1)体位摆放的技术指导:在脑卒中患者早期注意患者的体位摆放,不仅能减少肢体痉挛和挛缩,降低并发症,还能促进肢体功能的康复。患者仰卧位时的体位摆放:取三只枕头,一只枕头放于头下,胸椎部位不要屈曲,将一只枕头放置于患侧臀部及大腿下方,防止患侧腿外旋,保持患侧下肢呈伸展位;一只枕头放于患侧肩胛骨或肘部下方,使肩伸展、肘部伸开、腕背伸展、手指张开。患侧卧位时,可以通过对患侧的刺激,使患侧肌肉拉长、伸展,从而减少痉挛。正确的患侧卧位体位摆放:头下放置一只枕头,使头部稍前屈,躯干稍向后倾,后背部放置一只枕头,固定支持背部;使患侧上肢向前伸展,与躯干的角度不小于 90°,手心向下,手腕被动背伸;患侧下肢呈伸展位,膝关节稍屈曲。健侧卧位可预防患侧的肢体水肿,减轻患侧肢体的痉挛,并有利于患侧的血液循环。健侧卧位时的体位摆放:头仍由枕头支持,以确保患者舒适;一只枕头放置于患侧上肢下,上肢上举约 100°;一只枕头放置于患侧下肢下,使患侧下肢向前屈髋、屈膝,健侧肢体放在床上,取舒适的体位。

(2)床上被动运动的技术指导:上肢关节被动运动,运动前可先进性痉挛劣势侧(伸侧)穴位按摩,手法以点按或一指禅为主,也可配合揉、擦手法,每个穴位按摩 3~5 分钟。患侧上肢可选择肩髎、肩贞、曲池、手三里、外关、合谷等穴位,进行点按或弹拨法按摩,每个穴位按摩 1~2 分钟。针对下肢关节的被动运动指导,对于痉挛优势侧(伸侧),运用点法或点按法进行按摩,时间 3~5分钟;下肢痉挛劣势侧(屈侧),用擦、揉等手法进行按摩,时间 2~4 分钟。"指针"也可应用于患侧下肢屈肌群,常用穴有环跳、承扶、委中、承山等,可用弹拨法,或点按法、一指禅法,每个穴位治疗 30~60 秒。

(3)床上翻身及移动的技术指导:当护理者辅助患者向健侧翻身时:患者取仰卧位,抬起健侧下肢向前摆动,嘱患者健侧上肢也随之向前摆动。护理者将一只手放在患侧膝上,并辅助患侧下肢向外旋,待患者完成翻身后,护理者将患侧肢体摆放在舒适位置。辅助患者向健侧翻身的技术指导:嘱患者双手交叉握在一起,向上伸展,患侧下肢选择屈曲位,护理者将双手分别置于患侧臀部和足部,用适当的力量将患者向健侧翻转,再将患侧肢体放在舒适位置。患者独立向患侧翻身的技术指导:患者取仰卧位,双手交叉并握在一起,健侧上肢带动患侧上肢向前伸直;患侧下肢取伸展位,健侧下肢取屈曲位,双上肢向健侧及患侧交替重复摆动,当摆向健侧时,顺势将身体翻向健侧。患者独立向健侧翻身的技术指导:患者取仰卧位,双手交叉并紧握,健侧带动患侧向上伸展,左右交替摆动,将健侧下肢置于患侧下肢下方,当摆至患侧时,顺势将身体翻向患侧,同时以健侧腿带动患侧腿,翻向患侧。

(4)行走训练的技术指导:患者除了完成床上运动以外,还要进行行走的训练,也要完成平衡及重心的训练,以及患者在扶持状态下,下肢的负重、屈踝、屈膝、屈髋以及患侧下肢负重健侧下肢前后摆动的训练。护理人位于患者患侧,紧握患者的患侧手,保持患侧手指展开伸直,腕部背屈,并使患侧肩保持外旋位;护理人的另一只上臂扶于患侧腋下,放于患者胸前,尽量保持患者躯干部直立,并向前行走,同时护理人也可站在患者后方,双手扶持住患者骨盆,进行步行训练。

(四) 脑卒中患者中药使用的注意事项

1. 进行中成药治疗时,须结合合理生活方式,如忌烟酒、辛辣刺激性食物,早睡早起等。

2. 根据患者的病情选择合适的中药剂型,例如卒中急性期、恢复期,及有吞咽困难者不适宜胶囊和蜜丸剂型。

3. 缺血性卒中的基本病机为血瘀,所以基本治疗为活血化瘀,活血化瘀法可应用在脑卒中的急性期、恢复期、后遗症期。

4. 多种中药合并应用时,要根据中成药的不同功效,在辨证论治的基础上,指导联合应用,功效不同的中成药,可在辨证论治理论指导下联合配伍应用。同类中成药应避免同时应用,可分阶段交替使用。

5. 中药和西药联合应用时,应避免直接混合应用,中西药间至少间隔半小时以上。

6. 中药也会出现过敏反应,应用中药后应密切观察,积极预防;长时间口服中药需定期复查生化指标及疗效,适当调整治疗方案。

（刘铁镌　李　娜　陈慧楠　孙鸿雪）

参考文献

［1］任桂英，邹余粮，刘庆，等．互联网＋远程医疗服务开展情况及制约因素和伦理问题分析 [J]．中国医学伦理学，2019, 11: 1417-1421.

［2］吕晋栋，任晓强，陈莉．基于互联网的医院信息安全体系探讨 [J]．中国医院建筑与装备，2018, 19 (3): 3.

［3］国家心血管病医疗质量控制中心专家委员会心力衰竭专家工作组．2020 中国心力衰竭医疗质量控制报告 [J]．中国循环杂志，2021, 36 (03): 221-238.

［4］中华医学会，中华医学会杂志社，中华医学会全科医学分会，等．慢性心力衰竭基层诊疗指南 (2019 年)[J]．中华全科医师杂志，2019 (10): 936-947.

［5］钱阳明，朱智明．远程医疗与慢性病管理 [M]．北京．人民卫生出版社，2017.

［6］葛均波，徐永健，王辰，等．内科学．9 版．北京：人民卫生出版社，2018.

［7］GERHARD, HINDRICKS, TATJANA, et al. 2020 ESC Guidelines for the diagnosis and management of atrial fibrillation developed in collaboration with the European Association of Cardio-Thoracic Surgery (EACTS),[J]. European heart journal, 2021, 42 (5): 373-498.

［8］中国医师协会呼吸医师分会睡眠呼吸障碍工作委员会，"华佗工程"睡眠健康项目专家委员会．成人阻塞性睡眠呼吸暂停低通气综合征远程医疗临床实践专家共识 [J]．中华医学杂志，2021, 101 (22): 1657-1664.

［9］钟南山，曾广翘．慢性呼吸疾病的防治策略 [J]．中国临床保健杂志，2020, 23 (01): 1-4.

［10］肖子华，丁佩佩．医养结合："结合什么"与"如何结合"[J]．人口与社会，2021 (01): 28-35.

［11］石汉平，赵青川，王昆华，等．营养不良的三级诊断 [J]．中国癌症防治杂志，2015, 7 (5): 7.

［12］GAN T J, SCOTT M, THACKER J, et al. American Society for Enhanced Recovery and Perioperative Quality Initiative Joint Consensus Statement on Nutrition Screening and Therapy Within a Surgical Enhanced Recovery Pathway [J]. Anesthesia & Analgesia, 2018, 126 (6): 1883-1895.

［13］FARGE D, FRERE C, CONNORS J M, et al. 2019 international clinical practice guidelines for the treatment and prophylaxis of venous thromboembolism in patients with cancer [J]. The Lancet Oncology, 2019, 20 (10): e566-e581.

［14］LI A, GARCIA D A, LYMAN G H, et al. Direct oral anticoagulant (DOAC) versus low-molecular-weight heparin (LMWH) for treatment of cancer associated thrombosis (CAT): A systematic review and meta-analysis [J]. Thrombosis Research, 2018: 158-163.

08